CONTRIBUTION

A L'ÉTUDE PHARMACODYNAMIQUE DES ALCALOÏDES

DU

GELSEMIUM SEMPERVIRENS

GENÈVE

IMPRIMERIE W. KÜNDIG & FILS

Travail fait au laboratoire de thérapeutique expérimentale de l'Université de Genève.

CONTRIBUTION

A L'ÉTUDE PHARMACODYNAMIQUE DES ALCALOÏDES

DU

GELSEMIUM SEMPERVIRENS

THÈSE

PRÉSENTÉE A LA FACULTÉ DE MÉDECINE DE L'UNIVERSITÉ DE GENÈVE
POUR OBTENIR LE GRADE DE DOCTEUR EN MÉDECINE

PAR

Bernard WIKI

Médecin diplômé de la Confédération Suisse
Ancien assistant d'Anatomie normale
Ancien interne à la Maternité
Ancien interne à la Clinique médicale de l'Université de Genève.

GENÈVE
HENRY KÜNDIG, LIBRAIRE-ÉDITEUR
11, Corraterie

1900

(3)

La Faculté de Médecine autorise l'impression de la présente thèse, sans prétendre par là émettre d'opinion sur les propositions qui y sont énoncées.

Le Doyen de la Faculté,

Ad. D'ESPINE.

Genève, le 22 juin 1900.

A Monsieur le Professeur J.-L. PREVOST

A Monsieur le Professeur A. MAYOR

A Monsieur le Professeur L. REVILLIOD

Hommage respectueux.

CHAPITRE PREMIER

HISTORIQUE

Le gelsemium sempervirens, plante de la famille des Loganiacées (De Candolle), ou Apocynées (De Caisne), est extrêmement répandue dans toutes les parties des Etats du sud de l'Union américaine. Il y a longtemps, déjà, que ce végétal a été employé dans les Etats-Unis, et beaucoup de publications concernant ce médicament y ont vu le jour.

Depuis lors, ce médicament a été introduit aussi en Europe. La troisième édition de la pharmacopée helvétique a adopté la teinture de gelsemium.

Aux nombreux travaux parus en Amérique sur les effets du gelsemium et de ses différentes préparations, des expérimentateurs et des cliniciens européens ont ajouté leurs observations.

Nous allons passer rapidement en revue les travaux les plus importants concernant cette matière, avant d'exposer les opinions auxquelles nous ont amené nos expériences personnelles.

La plupart des premières publications relatives au gelsemium ayant paru dans des journaux américains qu'il nous a été impossible de nous procurer, nous sommes forcés de nous en référer aux comptes rendus contenus dans les *Jahresberichte über die Leistungen* et *Fortschritte in der gesammten Medicin,* par Virchow et Hirsch, et dans la *Revue de Hayem.*

Nous commencerons par les auteurs qui se sont occupés des usages thérapeutiques, des indications et contre-indications du gelsemium.

Le premier travail original a été publié par Procter Junior[1] (1) en 1853. Après une description botanique de la drogue, l'auteur lui reconnaît une action puissante pour modérer l'irritabilité musculaire et l'excitation nerveuse.

Cleaveland, Batchelor, Nash, lui attribuent une propriété sédative et narcotique.

En 1857, paraît un travail de A. Mayes (2). Cet auteur est d'accord avec les observations antérieures de Cleaveland, Batchelor et Nash. D'après lui, l'action sédative narcotique du gelsemium s'exerce sur le système nerveux, et indirectement sur la circulation et le système musculaire. Le principe actif serait renfermé dans la racine et dans les autres parties de la plante. A petites doses, l'auteur observe une action dépressive sur la circulation, action dépendant de la moelle et du bulbe. Les fonctions cérébrales, l'intellect, resteraient indemnes. Le gelsemium favoriserait la transpiration, sans provoquer de nausées ni de diarrhée ou de vomissements. A fortes doses, on observe des troubles visuels, des brouillards devant les yeux, de la diplopie, une parésie ou paralysie des paupières; enfin, à doses toxiques, du trismus, de la faiblesse musculaire générale et de la prostration. Habituellement, ces effets violents disparaissent rapidement. L'auteur compare finalement le gelsemium au veratrum viride, dont l'action générale, dit-il, ressemble à celle du gelsemium, mais qui incommode le tractus digestif d'une manière beaucoup plus prononcée. D'après Mayes, les indications de l'emploi du gelsemium seraient les suivantes : pouls accéléré, irritabilité nerveuse (surtout après blessures), exaltation hystérique. Ce ne serait, d'après lui, pas un médicament spécifique, mais un précieux adjuvant.

Douglas (3) note que toute la plante possède des vertus narcotiques, et qu'une teinture préparée au moyen de la racine ou des fleurs est employée favorablement contre le rhumatisme. L'auteur a observé des troubles visuels analogues à ceux cités par Mayes. Dans un cas de blennorrhagie chronique tenace, Douglas a préparé une teinture en mettant une poignée de racine de gelsemium dans

[1] Les numéros dans le texte correspondent à ceux de l'Index bibliographique.

une bouteille de whisky. En faisant prendre matin et soir une cuillerée à soupe de sa préparation, il a obtenu la guérison rapide et définitive en peu de jours. Ce cas heureux s'est reproduit à plusieurs reprises. L'auteur laisse en suspens la question de savoir s'il faut donner une forte dose unique ou si de petites doses prises successivement suffisent.

En 1859, Nash (4) s'est occupé à son tour du gelsemium. Il n'ajoute rien aux observations antérieures concernant l'action physiologique de cette substance, mais il insiste sur les indications thérapeutiques. Il la prescrit dans un grand nombre de cas de fièvres « idiopathiques, » dans le rhumatisme et les hémoptysies. Mais, ne s'étant pas borné, chez ses malades, à administrer le gelsemium à l'exclusion d'autres médicaments, l'auteur fait quelques réserves dans ses conclusions relatives à l'efficacité du gelsemium.

Bartholow-Roberts (8), sur le travail duquel nous reviendrons plus loin, rapproche l'action du gelsemium de celle de la ciguë et le vante contre le tétanos.

A partir de cette époque, nous rencontrons des travaux faits en Europe.

Déjà, en 1865, Husemann (5) a insisté sur l'action sédative exercée par le gelsemium sur les centres nerveux et le système nerveux périphérique. Il abaisserait, d'après Husemann, « l'activité des vaisseaux » et augmenterait les sécrétions en général. Dans son ouvrage *Die Pflanzenstoffe in chemisch-physiologisch-pharmakologisch- und toxicologischer Hinsicht,* paru en 1871, l'auteur y revient et donne un petit aperçu des travaux antérieurs.

King (10), à Bruxelles, le conseille dans la dysménorrhée comme sédatif et lui reconnaît des propriétés analogues à celles de l'ergotine, pour stimuler les contractions utérines.

Hurd (11), également à Bruxelles, va plus loin. D'après lui, on n'aurait pas de meilleur sédatif du cœur que le gelsemium, plus inoffensif que la digitale, et plus efficace que le veratrum viride et l'acide cyanhydrique.

Scott Hill (12), moins optimiste, relate bien cinq cas de pollakiurie douloureuse, guéris après absorption de teinture de gelsemium ; mais il ajoute qu'il fit prendre en même temps du bromure de potassium à fortes doses, et ne veut pas affirmer auquel des deux médicaments il faut attribuer le succès. Pourtant, il recommande le gelsemium dans le traitement des hyperesthésies vésicales.

Wickham Legg (14), reprenant les idées de Bartholow, l'emploie contre des névralgies et en obtient des résultats merveilleux; ses succès les plus constants se rencontrent dans le traitement de l'odontalgie provenant de dents cariées; par contre, il lui nie une action favorable dans les cas de lombago, de rhumatisme chronique et de la prosopalgie.

Murray (15) le prescrit dans des cas de fièvre à type rémittent et intermittent. Pourtant, ajoute-t-il, le gelsemium ne vaut pas la quinine pour combattre l'accès, mais il lui est préférable dans les intervalles, entre les accès.

Hughson (16) est de même avis, mais signale expressément la diplopie et d'autres troubles visuels, provoqués par de fortes doses.

Hull (18) a prescrit les préparations officinales de la pharmacopée américaine dans plus de mille cas, en s'adressant à des malades et à des hommes bien portants. Il résume ses observations comme suit: Cette plante, administrée à un individu sain, produit du refroidissement général, du délire, de la mydriase, de l'amblyopie, de la diplopie, de la congestion cérébrale, de la prostration générale et de la résolution musculaire. La congestion, résultat de la paralysie vasomotrice, précède les autres phénomènes paralytiques. L'auteur croit donc pouvoir conclure que le gelsemium agit sur les centres ganglionnaires de l'encéphale et sur les éléments vasomoteurs du sympathique. Les autres phénomènes sont la conséquence des troubles circulatoires. Le gelsemium ne mérite donc pas, comme la vératrine, la qualification de sédatif du système artériel, parce qu'il n'affaiblit la force du cœur qu'indirectement, après avoir produit la dilatation des capillaires. Les conclusions thérapeutiques sont: le gelsemium est contre-indiqué dans les cas d'inflammation chronique, dans ceux où il y a congestion active ou prédisposition à une congestion. Sa valeur thérapeutique dépend principalement de son action antipériodique. La dose doit être assez forte pour faire apparaître les phénomènes oculaires mentionnés plus haut.

Mackey (19) vante ses excellents effets dans les névralgies trifaciales, surtout dans celles d'origine dentaire.

Sawyer (20 et 25), dans deux publications, confirme le dire de Mackey.

Spencer Thomson (24), se range au même avis.

Ganghey (22), l'administre dans la malaria, en disant qu'il favorise l'action de la quinine ; il conseille de fortes doses, jusqu'à production de la blépharoptose. Il est donc du même avis que Murray et Hughson.

Mais c'est surtout dans les névralgies que le gelsemium a été vanté.

Jurasz (26) le trouve d'une efficacité sans égale, même dans les cas chroniques et rebelles.

Hertzka (27) a guéri complètement, après une cure de trois semaines, un malade affecté de la forme paralytique de la crampe des pianistes, et qui avait dû depuis deux années abandonner son instrument.

Clément (30), a eu un succès dans une névralgie de la branche ophthalmique de Willis, qui depuis deux mois avait résisté au sulfate de quinine, à des piqûres de morphine et aux pilules de Meglin. Trois doses de dix gouttes de teinture amenèrent la guérison définitive.

Burkart (32) lui doit un succès dans un cas de névralgie intercostale, mais le trouve inefficace dans le rhumatisme articulaire aigu. Il aurait observé un effet laxatif de sa préparation.

Cordes (40) a observé de même d'excellents résultats dans le traitement des névralgies ; il admet une paralysie vasomotrice produite par le gelsemium.

Eymery-Héroguelle (39), sous l'instigation de Dujardin-Beaumetz, a consacré sa thèse à l'étude du gelsemium. Il cite des cas de succès dans les névralgies d'origine dentaire et dans quelques autres névralgies. D'après lui, les nerfs de la partie supérieure du corps sont les premiers influencés. Par contre, il nie tout effet sur la pupille (même après instillation dans le sac conjonctival) et sur la température. Notons que Eymery-Héroguelle n'a employé qu'un extrait et la teinture.

Dowse (33) ne craint pas les fortes doses; il dit que de hautes doses narcotiques n'influencent ni la respiration ni la température de l'homme. Il dénie au gelsemium sa vertu mydriatique. Le premier effet consisterait dans l'apparition de la ptose palpébrale, de la parésie des oculomoteurs, de troubles visuels, de la diplopie, de sécheresse de la bouche malgré la persistance de l'humidité de la langue, enfin de la parésie musculaire générale. Selon Dowse, les extrémités supérieures seraient atteintes avant les inférieures, mais il ne croit pas que le poison agisse seulement sur la motilité, car il a souvent vu une sorte de stupeur succéder à son administration ; de plus il admet une action spéciale, élective, sur le nerf trijumeau (preuve en soit la parésie des muscles masticateurs) et une influence manifeste sur les névralgies trifaciales ; enfin il y aurait une action sédative dans la toux irritative, même tuberculeuse. Dowse nie toute influence sur les palpitations.

Münter (23) est moins affirmatif; il classe le gelsemium dans les médicaments amers — narcotiques, et ajoute qu'il mériterait un examen plus approfondi.

Gray (31) étudie surtout l'influence du remède sur la température du corps. Il arrive à des conclusions assez nettes. Il le recommande comme fébrifuge, surtout chez les enfants. D'après lui, il n'y aurait pas d'épiphénomènes désagréables ou dangereux si le remède est prescrit d'une manière rationnelle.

Agnew (36) lui découvre une nouvelle vertu. Il y a eu recours pour combattre le spasme du col utérin empêchant l'introduction de l'éponge préparée. Il le recommande dans des cas semblables, n'ayant eu qu'à se louer de son emploi.

Tweedy (38) a employé la gelsémine hydrochlorique (sel de l'alcaloïde de Wormley) pour ses études en ophthalmologie humaine. En se servant de solutions à 1 °/₀, il obtient des résultats constants ; voilà ce qu'on observerait d'après cet auteur :

1° l'injection rapide mais passagère des vaisseaux scléroticaux, et particulièrement du cercle péricornéen ; léger rétrécissement de la pupille ;

2° une dilatation de la pupille progressive et n'atteignant son maximum qu'au bout de huit à dix minutes, mais persistant pendant plusieurs heures ; pendant ce temps, l'injection du cercle périkératique disparaît ;

3° une modification de l'accommodation, qui n'arrive plus à faire voir nettement les objets rapprochés, mais qui, avec quelques efforts, reste suffisante pour la vision ordinaire. Les images perçues sont beaucoup plus nettes qu'après action du sulfate d'atropine ;

4° une influence sur les muscles moteurs de l'œil. Le droit interne perd de sa puissance contractile, ce qui est prouvé par mensuration avec des prismes ; mais il reste plus fort que le droit externe. L'auteur est disposé à admettre que les rameaux périphériques de l'oculomoteur commun et de la sixième paire sont directement impressionnés.

Berger (28) a publié un travail en partie clinique, en partie expérimental. Il commence par nier tout effet du gelsemium dans les névralgies. Au tableau des symptômes, produits par le médicament chez l'homme, il ajoute le tremblement des doigts, l'engourdissement des extrémités supérieures, les nausées, les vomissements, et une sensation de froid. Il a observé ces phénomènes après de petites doses (0,1—0,5 gr. d'extrait aqueux).

Desmarres (44) fait du gelsemium un spécifique dans les iritis rhumatismales, dans les irido-choroïdites traumatiques, le glaucome et le staphylome enflammés.

Holden (49) combat victorieusement la fièvre hectique avec le gelsemium.

Massini (47) publie les résultats de quelques expériences sur des grenouilles ; puis il dit avoir obtenu des succès nombreux de son emploi chez des malades affectés de névralgies du trijumeau.

Nous ne ferons que citer les publications de Bartholow (45), Carson (50), Conally (52), Lallerstedt (60), Creath (62), Caldwell (63), Garland (64), Atkinson (67), Huggins (68).

Edson (57) cite un cas extraordinaire; il a guéri par l'application externe et l'administration interne d'extrait fluide de gelsemium, un cas de dermatose produite par le contact de feuilles de Rhus toxicodendron. La guérison a été obtenue en trente-six heures, tandis que d'après l'expérience de l'auteur elle demanderait habituellement deux à six semaines.

Barnes (69) élargit encore la sphère de son action. D'après lui, le gelsemium renferme un principe antispasmodique, antinévralgique, antimalarique, analgésique, hypnotique, diaphorétique. Il exerce une action directe sur la moelle, paralyse la motilité et la sensibilité et agit par là même comme un sédatif nerveux très puissant. La IIIe, la IVe, la Ve, la VIe paires crâniennes sont particulièrement atteintes par l'action du médicament. Il en est de même du centre génito-urinaire. Les indications sont : l'« excitation de la fonction nerveuse, » l'excitation mentale, la « tension musculaire, » la grippe, les douleurs rhumatismales ou névralgiques. C'est le médicament spécifique du tic douloureux. La coccygodynie et la sciatique sont susceptibles d'être améliorées par son emploi ; de même, l'épilepsie et l'hystérie, tous les spasmes musculaires et toutes les convulsions.

Cette courte revue nous montre combien les cliniciens sont peu d'accord sur les indications et les effets du gelsemium. Sa vertu sédative, reconnue pourtant par la plupart des auteurs, est énergiquement contestée par Berger.

Par contre, nous trouvons plus de concordance dans la description des effets produits par de trop fortes doses. Les différents auteurs, Mayes, Douglas, Hughson, Hull, etc., s'accordent davantage sur les phénomènes de l'intoxication plus ou moins forte que sur les indications thérapeutiques.

Dans les cas d'empoisonnements accidentels par le gelsemium, nous retrouvons les symptômes observés après ingestion de fortes doses du médicament. Mais ils sont alors plus accentués et plus graves.

Il existe dans la littérature toute une série de cas d'empoisonnements. Ces observations sont intéressantes à plus d'un titre ; elles nous renseignent sur les doses mortelles des diverses préparations, sur leurs effets physiologiques chez l'homme, et sur les moyens à opposer à l'intoxication.

Nous allons résumer les cas les plus importants.

En 1867, Rezin P. Davis (6) publia la relation de deux cas d'empoisonnement par l'extrait fluide de gelsemium, dont l'un eut une issue fatale. Il s'agissait de deux amis qui prirent chacun une cuillerée à soupe d'extrait fluide de gelsemium. Peu de temps après ingestion du remède, des symptômes graves se déclarèrent. Rezin, appelé au secours des deux malades, les voit dans un abattement profond, prostrés, inertes, la face congestionnée, les paupières à demi-fermées, la langue épaisse, lourde, presque complètement impuissante. Un vomitif fut administré aux deux malades, mais ne produisit de l'effet que sur un des deux.

Après des vomissements répétés, le malade, qui avait complètement perdu la vue, sortit lentement de sa prostration et fut complètement rétabli le lendemain.

Le second, chez lequel le vomitif resta sans effet, s'affaiblit de plus en plus. Le pouls devint petit et faible, la respiration ralentie; des excitants restèrent sans effet; la respiration prit le caractère convulsif, les téguments se couvrirent de sueurs froides, le pouls devint filiforme, enfin le malade perdit connaissance et malgré l'emploi de la respiration artificielle il succomba deux heures et demie après l'absorption du poison.

Le médecin, ne connaissant pas d'abord la nature de l'intoxication, avait institué un traitement symptomatique. Ce n'est qu'après rétablissement du premier malade qu'il apprit la source de l'empoisonnement.

Trois ans plus tard, à la suite d'un décès occasionné par l'extrait fluide de gelsemium, parut un mémoire de Wormley (7). Celui-ci, commis d'office pour dresser un rapport médico-légal, avait réussi à isoler du contenu intestinal du cadavre qu'il avait à examiner, deux substances :

1° un alcaloïde, qu'il appela gelsémine;

2° un acide qu'il nomma acide gelséminique.

L'auteur, après avoir caractérisé ces deux substances par des réactions chimiques, s'efforça de les isoler directement de l'extrait fluide. Et il les y retrouva dans les proportions suivantes :

16 onces d'extrait fluide fournissent 2,25 grains d'acide gelséminique;

16 onces d'extrait fluide fournissent 6,5 grains d'alcaloïde (gelsémine).

(une once = 8 drachmes = 24 scrupules = 480 grains). Donc d'après Wormley :

l'extrait fluide renferme 0,29 ‰ d'acide gelséminique,
» » » 0,84 ‰ de gelsémine.

Voici brièvement l'histoire du cas qui provoqua ces recherches :

Une femme enceinte de un à deux mois avait avalé trois cuillerées à thé d'extrait fluide de gelsemium. Peu après, elle accusa des douleurs gastriques, des nausées, un affaiblissement marqué de la vue, de l'anxiété, des vomituritions, des sueurs froides, de la prostration ; puis, avec un ralentissement de la respiration qui allait en s'accentuant, survinrent la mydriase et l'abolition du réflexe lumineux pupillaire ; le pouls devint petit, intermittent et la mort arriva sans convulsions sept heures et demie après ingestion du poison. Autopsie négative, cœur gorgé de sang noir, en diastole.

En 1882, Wormley (54) reprend son premier travail, ajoute des considérations surtout chimiques, concernant l'identité ou la non-identité de l'acide gelséminique et de l'esculine ; il publie un nouveau cas de toxicologie.

Le cas de Pinkham (9) réalise une expérience heureusement non mortelle, sur l'homme. Un malade prend quarante gouttes de teinture de gelsemium (préparation officinale de la pharmacopée américaine) ; peu après survient de l'oppression, de la diplopie, de l'amblyopie. Le malade perd connaissance, son teint est livide, ses pupilles sont dilatées, le sphincter orbiculaire ainsi que les muscles masticateurs sont paralysés. La respiration est superficielle, ralentie, stertoreuse, le pouls faible, mais régulier, battant cent fois par minute. A la suite d'une intervention vigoureuse (excitants, respiration artificielle, etc.), le malade reprend connaissance ; une certaine parésie persiste, et rend la voix inintelligible. La guérison ne fut complète qu'au bout de plusieurs jours.

2

Hardin (13) relate un cas d'empoisonnement ressemblant beaucoup à celui de Pinkham.

L'observation de Boutelle (21) concerne un cas moins heureux. Un jeune homme de 24 ans, souffrant de douleurs névralgiques intolérables, prend une cuillerée à thé d'extrait fluide (américain) de gelsemium; au bout d'un quart d'heure, ne sentant pas de soulagement, il reprend une seconde cuillerée. En effet, les douleurs disparaissent, mais de fâcheux symptômes commencent à se déclarer. Une demi-heure après l'ingestion de la première dose, la démarche devient vacillante; le malade est pris d'une violente dyspnée et finit par perdre connaissance : malgré la respiration artificielle, malgré l'emploi de moyens excitants, le malade meurt dans le coma, trois heures après le début des accidents. A l'autopsie, on ne trouve qu'une hyperémie accentuée de la muqueuse stomacale.

Goss (51) et Jepson (65) donnent le tableau classique de l'empoisonnement chez l'homme.

Le premier cas d'empoisonnement avec la gelsémine a été publié par Fronmüller (43). Un malade affecté de toux nerveuse fut traité, selon l'indication de Dowse, au moyen du sulfate de gelsémine. Il en prit 0,36 gr. en quatre prises. Les phénomènes d'intoxication habituels ne manquèrent pas de se produire. Le malade put être sauvé par la respiration artificielle, mais la toux persista.

Sinkler (46) et Hall (55) publièrent des cas analogues.

En 1885, Raimondi (58) a pu réunir 28 cas d'empoisonnement, dont 12 mortels.

Rehfuss (59) s'est surtout occupé du traitement dans les cas d'empoisonnement par la gelsémine; il recommande avant tout les vomitifs, les « antidotes dynamiques » ne sauvant pas les animaux intoxiqués; l'ammoniaque reste inefficace, l'alcool diminue les convulsions sans avoir d'effet durable, la morphine et surtout l'atropine prolongent l'existence sans sauver les animaux.

En résumant les symptômes observés chez l'homme, après ingestion de trop fortes doses de préparations de gelsemium, on trouve :

1° des troubles oculaires, consistant en diplopie, brouillards devant les yeux, etc., notés déjà par Mayes, Douglas, Hughson, Hull, Dowse, Berger, Barnes, et mentionnés par Rezin-Davis et Wormley ;

2° la ptose de la paupière supérieure, décrite par Mayes, Dowse, Pinkham, etc. ;

3° la faiblesse musculaire, allant jusqu'à la prostration générale, notée par Maye, Hull, Dowse, Rezin-Davis, Wormley, Boutelle, etc.

4° la mort est attribuée au ralentissement de la respiration et à son arrêt final, par Rezin-Davis, Wormley, Pinkham, Boutelle, etc.

Tous insistent sur la dyspnée extrême, accompagnée d'un pouls petit, filant, mais régulier. Aussi ont-ils tous cherché à mettre en action la respiration artificielle qui, dans les mains de Pinkham, de Fronmüller, a réussi à sauver le malade.

Ces symptômes dominent la situation, mais ils sont souvent accompagnés de phénomènes secondaires qui n'ont pas toujours été notés, et qui, à notre avis, ne rentrent pas tous dans le groupe des signes caractéristiques d'un empoisonnement par le gelsemium.

Ces cas de toxicologie nous renseignent déjà sur certains effets physiologiques du gelsemium, mais d'une manière imparfaite.

On a tenté des expériences sur l'animal, pour combler cette lacune.

Un grand nombre de physiologistes expérimentateurs se sont occupés du gelsemium et de ses produits officinaux. Mais leurs travaux n'ont pas abouti à un accord parfait.

Nous tâcherons plus tard d'expliquer cette diversité de résultats. Commençons par analyser les travaux des principaux expérimentateurs.

Wormley (7), le premier, s'est livré à des expériences sur l'animal ; il a choisi le chat. Après injection hypodermique de $^1/_{10}$ de grain de gelsémine alcaloïde (= 0 gr. 006479) le chat présenta de l'écume devant la bouche et une forte prostration, durant plusieurs heures. $^1/_8$ de grain (= 0 gr. 008099) produisit le même effet, mais en un laps de temps plus court ; en outre, il s'y ajouta la paralysie musculaire, le ralentissement de la respiration, la mydriase, et la mort survint.

Peu après, la question fut reprise par Bartholow-Roberts (8), qui fit des expériences avec différents produits du gelsemium, tirés de la pharmacopée des Etats-Unis, et avec l'alcaloïde de Wormley. D'après lui, la préparation connue sous le nom de gelsémine résinoïde est un corps nullement alcaloïde, mais constitué par un mélange dans lequel les matières résineuses prévalent; elle ne renferme pas la substance active de la plante.

Par contre, l'extrait fluide et la gelsémine Wormley auraient à peu près la même action l'un et l'autre.

Les expériences sur des grenouilles ont amené Bartholow aux conclusions suivantes :

Le gelsemium produit la paralysie de la sensibilité, suivie de la paralysie de la motilité;

Cette double paralysie est d'origine centrale, car l'excitabilité des nerfs périphériques persiste.

Le cœur n'est nullement influencé.

L'application directe du poison sur le cœur, les nerfs et les muscles ne produit pas d'action.

En expérimentant sur des animaux à sang chaud, les résultats diffèrent; Bartholow a trouvé :

la paralysie de la motibilité, amenant la dyspnée;

la paralysie de la sensibilité;

la mydriase.

La strychnine n'est pas l'antidote du gelsemium. La gelsémine n'empêche jamais le tétanos strychnique de se manifester.

L'atropine hâte l'apparition de la paralysie, mais soutient le cœur.

La physostygmine augmente l'effet paralysant de la gelsémine et n'influence pas la mydriase gelséminique.

L'expérimentation sur l'animal a été continuée par Ott (17, 29, 37), qui publia successivement trois mémoires consacrés à des recherches sur l'action du gelsemium.

D'abord, il expérimenta avec un extrait aqueux de la plante. Il admet généralement les idées de Bartholow; pour lui le gelsemium est un poison respiratoire, et spécialement « expiratoire. » Ses expériences ont été faites sur le lapin. Il constate : la mydriase, l'abaissement de la température, l'augmentation de la fréquence du pouls (que les vagues fussent intacts ou sectionnés), le ralentissement du pouls après section de la moelle épinière. La pression sanguine ne subit aucune modification régulière ; généralement elle monte d'abord plus ou moins fortement et finit par baisser ; même dans cette seconde période, l'excitation des nerfs sensitifs augmente temporairement la pression. L'état des vaisseaux auriculaires varie beaucoup.

Une année plus tard, Ott expérimenta avec l'acétate de gelsémine, un produit impur qui renfermait outre l'alcaloïde de Wormley un peu de matière résinoïde. Chez les grenouilles, il constata la paralysie des centres ganglionnaires sensitifs en premier lieu (tout à fait d'accord sur ce point avec Bartholow), puis, sur le tard, la paralysie des centres moteurs. Il nia toute action sur l'excitabilité musculaire. Chez les animaux à sang chaud il admet, comme Bartholow, que la paralysie des centres moteurs précède celle des centres sensitifs. Il range la gelsémine parmi les poisons respiratoires. En ce qui concerne le système circulatoire, Ott admet :

1° un ralentissement du pouls indépendant de l'action du vague, occasionné par l'action du toxique sur le cœur même ;

2° une diminution de la pression sanguine dépendant d'une diminution de la fonction cardiaque et du relâchement du tonus vasomoteur.

Le nerf dépresseur de Cyon serait respecté par la gelsémine.

Le ralentissement de la respiration dépendrait d'une action directe du poison sur les centres respiratoires bulbaires.

La gelsémine n'aurait aucune influence sur le vague, sur les muscles striés, sur les nerfs moteurs. Par contre, elle provoquerait la mydriase et un assez fort abaissement de la température.

Ott ne se contenta pas de ces recherches : reprenant les idées de Wormley, il fit, en 1877, des études comparatives portant sur la gelsémine déjà expérimentée et sur l'acide gelséminique. Voici les résultats auxquels il est arrivé :

1° Gelsémine. Les nerfs moteurs et les muscles volontaires ne sont pas atteints. La cause de l'abolition du mouvement volontaire que l'on observe, doit être dès lors attribuée à une modification ayant pour siège soit les nerfs sensitifs, soit les « ganglions sensitifs, » soit les ganglions cérébraux, soit les ganglions moteurs. L'absence d'anesthésie absolue et de perte de connaissance permet d'éliminer les ganglions sensitifs et le cerveau. C'est donc dans les ganglions moteurs cérébro-spinaux que doit siéger le trouble principal.

Quant à l'action sur la moelle, Ott n'a constaté l'exagération du pouvoir réflexe que dans un seul cas, où il y eut de l'hyperesthésie et des mouvements convulsifs. D'autres auteurs ont cependant observé fréquemment ces mouvements convulsifs. Berger, comme nous le verrons plus loin, a même comparé sous ce rapport l'action de la gelsémine à celle de la strychnine. Ott est disposé à attribuer la différence des résultats expérimentaux à la différence de pureté des produits employés.

Comme nous venons de le dire, Ott n'admet pas non plus qu'il y ait une action sur l'irritabilité musculaire. Il est parfaitement vrai, dit-il, que l'irritabilité est diminuée, lorsqu'on met le poison en contact direct avec la fibre musculaire, mais il n'en est plus ainsi, lorsqu'il est obligé de passer par l'intermédiaire de la circulation. La flaccidité des muscles, que l'on observe, est alors due à la diminution de l'action des ganglions moteurs, la tonicité musculaire dépendant en grande partie de l'activité du pouvoir réflexe.

L'action sur les nerfs sensitifs est nulle. A hautes doses, la gelsémine diminue la fréquence des battements cardiaques, probablement en agissant sur les ganglions excito-moteurs.

L'action sur le pneumogastrique est nulle, celle sur les centres vasomoteurs se traduit par l'abaissement de la tension sanguine, quand on emploie des doses élevées.

Le ralentissement de la respiration est constant; il est tout à fait indépendant de l'action des pneumogastriques.

La température est abaissée. L'action sur l'homme peut se résumer ainsi : diplopie, ptose de la paupière, défaut de coordination des mouvements oculaires, sensations désagréables dans la tête, relâchement musculaire très marqué, chute de la mâchoire inférieure, inhabileté de la langue, diminution de la sensibilité, mydriase, lenteur et irrégularité de la respiration, lenteur et faiblesse du pouls, abaissement de la température, perte de connaissance, mort par asphyxie.

2° Acide gelséminique. Ce corps qui diffère d'ailleurs notablement de la gelsémine par ses propriétés physico-chimiques, s'en distingue par son action physiologique. Après une injection sous-cutanée d'un demi-grain (0,032 milligr.) à un grain (0,064 milligr.) de cette substance chez des animaux à sang froid, Ott a toujours observé de l'hyperesthésie et des phénomènes tétaniques au bout d'un quart d'heure environ. Les convulsions chroniques étaient précédées par une période de calme et de diminution apparente de l'excitabilité réflexe. La contracture débutait par les membres postérieurs pour s'étendre ensuite aux antérieurs. Les mouvements respiratoires devenaient en même temps irréguliers. Au bout d'une heure, les mouvements volontaires reparaissaient, les extrémités antérieures redevenaient souples, mais les membres postérieurs restaient contracturés jusqu'au lendemain. L'hyperesthésie subsistait jusqu'au troisième jour, elle disparaissait alors et l'animal était complètement rétabli.

De ses expériences, Ott croit pouvoir conclure que le gelsemium renferme deux corps, dont l'un, l'acide gelséminique, augmente d'abord et finalement paralyse l'excitabilité réflexe ; l'alcaloïde, la gelsémine Wormley, agit de même, mais à de plus hautes doses, et son action n'est pas constante. Dans tous les cas, les propriétés tétanisantes de l'acide sont de beaucoup supérieures à celles de l'alcaloïde.

Berger (28), dans la partie expérimentale de son travail déjà mentionné, combat en partie les idées de Ott. Chez les animaux à sang chaud, le gelsemium détermine d'abord une excitation, puis la paralysie des centres moteurs encéphaliques ; il produit toujours la paralysie du centre respiratoire bulbaire. La sensibilité est intacte, l'excitabilité réflexe est d'abord exagérée, puis diminuée. Le cœur est peu influencé, le ralentissement observé ne dépend pas d'autre chose que d'une irritation du bulbe, et plus spécialement du noyau du vague, par l'acide carbonique accumulé dans le sang; la respiration artificielle empêche le ralentissement du cœur de se manifester. De fortes doses abaissent un peu la pression sanguine. Berger admet une action sur les terminaisons intra-pulmonaires du vague, car il a constaté que le nombre des respirations diminue quand les vagues sont intacts et que cette diminution fait défaut après leur section.

Chez les grenouilles, Berger admet que la paralysie est le résultat d'une atteinte des centres moteurs cérébraux; il signale la paralysie respiratoire, l'augmentation de l'irritabilité réflexe médullaire, avec dépression consécutive, la diminution de l'excitabilité des nerfs moteurs périphériques et des muscles (en contradiction formelle avec Ott) et une diminution du nombre des révolutions cardiaques.

En 1876, A. Gerrard[1], reprenant les travaux chimiques de Wormley, réussit à isoler un alcaloïde, qui diffère notablement du produit du chimiste américain. Gerrard prépare son alcaloïde en prenant comme point de départ la gelsémine Wormley, ce qui prouve que ce soi-disant alcaloïde n'en est pas un, ou au moins n'a pas été préparé à l'état de pureté. La même année, ce nouveau produit a servi à des expériences à Murrell et Ringer (34) et Burdon-Sanderson (35). Ces auteurs commencent par émettre l'hypothèse que le gelsemium renferme deux principes actifs; l'un, prépondérant dans l'extrait, agirait en paralysant les mouvements volontaires et l'action réflexe; l'autre se trouverait surtout mêlé à une certaine quantité du principe paralysant, dans la gelsémine Gerrard; il serait tétanisant et analogue à la strychnine.

L'injection à la grenouille fournit, d'après les auteurs anglais, les résultats suivants :

La gelsémine Gerrard, à hautes doses, abolit d'abord tout mouvement volontaire, détermine l'arrêt de la respiration et annule presque les mouvements réflexes. Après un certain laps de temps, des convulsions tétaniques surviennent; elles se répètent pendant une à deux heures, mais à des intervalles plus longs que ceux qu'on observe avec la strychnine, l'animal étant épuisé et inexcitable

[1] *Pharmac. Journ. and. Transact.* (3), 13.

après chaque accès d'une manière plus prononcée qu'avec ce dernier poison.

Les auteurs anglais sont donc d'accord avec Berger et avec les résultats obtenus par Ott au moyen de l'acide gelséminique.

En administrant en même temps une petite dose de gelsémine et une forte dose d'extrait de gelsemium, on empêche l'apparition des convulsions, le principe paralysant ayant anéanti le principe tétanisant. Une forte dose d'extrait de gelsemium injectée en même temps qu'une forte dose de strychnine donne le tableau de l'intoxication par la gelsémine Gerrard. Une forte dose d'extrait de gelsemium additionnée d'une faible dose de strychnine neutralise complètement l'action de cette dernière.

Le cœur de la grenouille réagit très différemment selon la dose injectée :

a) dose moyenne : ralentissement, puis arrêt en systole; une excitation un peu forte fait rebattre le cœur;

b) forte dose : diastoles prolongées, arrêt en diastole;

c) très petites doses : action incertaine, tantôt ralentissement, tantôt accélération du cœur.

Chez les animaux à sang chaud, l'action principale de l'extrait et de la gelsémine Gerrard se fait sentir sur la respiration. Les animaux meurent par asphyxie avant d'arriver à la période de paralysie et de convulsions. Le centre de la respiration serait touché, et les convulsions observées proviennent de l'accumulation de l'acide carbonique dans le sang, et non d'une action directe du toxique sur la moelle. Les convulsions cessent après installation de la respiration artificielle.

La pression sanguine n'est modifiée en rien.

Les auteurs se sont adressés également à l'homme. Les doses varient beaucoup; il doit y avoir des idiosyncrasies impossibles à prévoir; la dose nécessaire pour obtenir un effet donné pouvait varier entre vingt gouttes de teinture de racine (au quart) et vingt grammes. Chez certains patients même, ces doses fortes et l'emploi prolongé du médicament restaient sans effet. A doses « toxiques » les malades se plaignent de douleurs palpébrales, de vertiges, de douleurs bulbaire et susorbitaire, de troubles visuels, de diplopie, de ptose et parésie des mouvements oculaires. Après de très fortes doses, il survient de la faiblesse des jambes ; sous l'influence d'une forte dose du médicament, le malade a l'air endormi, le visage est pâle, il y a tendance au bâillement ; la langue reste humide, mais le malade se plaint de sensations de sécheresse à la bouche, phénomène déjà signalé par Dowse. Ces symptômes atteignent leur acmé en peu de temps et persistent six à huit heures. Le centre respiratoire est influencé plus tard et plus légèrement que chez les animaux. Aucune influence sur la sensibilité et la température. Le pouls est tantôt accéléré, (un tiers des cas) tantôt non modifié (deux tiers des cas). La mydriase ne s'obtient que par l'emploi en collyre d'une solution de gelsémine à 1 : 100 jusqu'à 1 : 20. En général, l'instillation est bien supportée, ce n'est qu'après un usage prolongé que le malade accuse des douleurs périorbitaires et frontales, et des vertiges.

Chez le lapin, une instillation dans l'œil d'une solution de gelsémine au 20me est suivie d'exophthalmos ; à plusieurs reprises, les lapins en expérimentation ont succombé à l'asphyxie, le médicament ayant été absorbé par la conjonctive.

La mydriase peut être obtenue, mais n'est pas constante.

Chez le chat l'instillation d'extrait américain provoque un léger myosis, suivi de mydriase. Cette instillation est extrêmement douloureuse. Une solution de gelsémine au 20me en collyre produit la mydriase, tandis que l'administration par voie stomacale ou hypodermique ne provoque que l'exophthalmos, qui doit être attribué à une paralysie des muscles de l'orbite et non pas à l'asphyxie, puisqu'il persiste après établissement de la respiration artificielle.

Murrell et Ringer admirent donc d'abord deux principes actifs dans le gelsemium, comme nous avons vu. Mais dans un travail ultérieur [1] ils sont revenus de cette idée ; d'après eux, le tétanos ne résulterait pas d'une hyperexcitation médullaire, mais d'une diminution ou abolition des résistances, qui se trouvent normalement dans l'arc réflexe. La même excitation, qui dans l'état normal pro-

[1] M. et R. Observations on box (buxus sempervirens) with special references on the true nature of tetanos. — *Proced. Royal med. Soc.*, Vol. 59 ; *Lancet*, juin 1876.

duit un certain mouvement réflexe, produirait un mouvement réflexe exagéré, allant jusqu'au tétanos, si le frein existant normalement n'agit plus.

Selon leur hypothèse, la strychnine abolit les résistances intra-médullaires, il en résulte un tétanos violent. Le buxus, le gelsemium, diminuent les résistances, d'où un tétanos modéré. Ces toxiques seraient donc des substances paralysantes, qui à un certain moment produisent le tétanos par paralysie de certains centres, et finalement celle des mouvements par paralysie des centres moteurs. Ces auteurs basent leur théorie sur la constatation du fait suivant : quand on détruit le cerveau et la moelle allongée d'une grenouille, elle présente d'abord des mouvements réflexes normaux ; mais ayant éliminé un certain nombre de centres frénateurs, on observe bientôt une exagération des réflexes qui peuvent aller jusqu'aux convulsions tétaniques.

En 1878, parut le mémoire de Putzeys et Romiée (41), le travail le plus important qui eût paru sur ce sujet jusqu'à cette date. Ce travail est exclusivement basé sur des expériences de laboratoire, les auteurs ne font que mentionner les applications en thérapeutique humaine. Rejetant, comme étant trop inégales entre elles, les préparations officinales, les auteurs n'ont employé que l'alcaloïde, préparé par Martindale, d'après le procédé de Sonnenschein.

Leurs résultats sont les suivants :

1. Effet général.

Chez la grenouille : arrêt de la respiration et des mouvements volontaires ; puis exagération des réflexes, tétanos à longs intervalles, puis diminution des réflexes, immobilité et flaccidité de l'animal. (Ces résultats s'accordent avec ceux de Berger et de Ott.)

Chez les animaux à sang chaud : symptômes parétiques, dyspnée, secousses fibrillaires dans tous les muscles du corps, susceptibles parfois de simuler de légères convulsions ; mort par asphyxie, accompagnée de convulsions cloniques dues à un sang surchargé d'acide carbonique.

2. Influence sur la respiration.

La dyspnée et l'arrêt de la respiration ne sont pas le résultat d'une paralysie musculaire, ni de la paralysie des nerfs moteurs, ni de l'affection des terminaisons intrapulmonaires des vagues (Berger) ; il y a paralysie du centre respiratoire bulbaire (théorie de Ott).

3. Action sur la circulation.

Si chez la grenouille on injecte la solution de gelsémine dans le sac lymphatique dorsal, les battements du cœur sont d'abord accélérés, puis ralentis. L'accélération est due à une paralysie des fibres cardiaques modératrices du vague, la gelsémine laissant intactes les fibres accélératrices, cheminant dans le même nerf; l'équilibre est rompu en faveur de ces dernières. Après section des vagues, l'accélération ne se produit pas, disent Putzeys et Romiée, le cœur étant soustrait à l'influence du centre accélérateur de la moelle allongée. Le ralentissement progressif qui apparaît à une période ultérieure provient d'une diminution de l'énergie fonctionnelle des ganglions automoteurs intracardiaques.

Ces résultats ne concordent guère avec l'opinion admise par Berger, qui ne trouvait aucune modification du rythme cardiaque après injection de gelsémine, ni avec celle de Murrell et Ringer qui n'ont observé qu'un ralentissement.

La gelsémine produit en outre un rétrécissement des artérioles périphériques, suivi d'une vaso-dilatation excessive.

Chez le chien, le toxique fut injecté dans le bout central de la veine jugulaire. Les premiers effets qu'on observe sont : une forte chute de la pression, l'accélération du cœur et la diminution de l'amplitude du pouls. La diminution de pression n'est pas due à la diminution du tonus vasculaire, car elle se produit après « anéantissement du tonus vasculaire par section de la moelle épinière entre la première et la seconde vertèbres dorsales. »

La chute de la pression est le résultat d'un affaiblissement du cœur, le tonus vasculaire reste intact sous l'influence de la gelsémine.

La gelsémine paralyse les extrémités périphériques du vague dans le cœur (ce qui a été nié par Ott), après un court stade d'excitation.

Donc, la gelsémine agit à l'instar de l'atropine.

Le ralentissement du cœur, observé parfois au début de l'expérience, est dû à l'excitation des terminaisons des filets modérateurs du vague. L'accélération est attribuée à l'anéantissement de la fonction modératrice des vagues. Le ralentissement final dépend de la paralysie des ganglions excito-moteurs intracardiaques.

4. Influence sur la température.

Les auteurs ont consacré une très grande partie de leur mémoire à des recherches sur la température. Des expériences ingénieuses les ont conduits aux conclusions suivantes :

Il y a d'abord une période pendant laquelle la température rectale descend faiblement, la température des extrémités baisse fortement ; ce serait le résultat d'un affaiblissement réflexe du cœur et d'une vaso-constriction générale. Dans le second stade, la température rectale baisse, la température périphérique monte ; c'est l'effet d'une vaso-dilatation périphérique par excitation des centres vasomoteurs ou des ganglions de Goltz. Finalement, le refroidissement se prononce de toutes parts ; l'activité fonctionnelle du cœur est diminuée, le sang stagne dans les veines, la déperdition de calorique en est augmentée.

Ott avait déjà signalé un abaissement de la température chez le lapin, Murrell et Ringer au contraire n'accordent au gelsemium aucune action déterminée sur la température du lapin et de l'homme.

Les centres et les nerfs vasomoteurs ne perdent à aucun moment leur influence sur le tonus vasculaire. (Cette opinion est en opposition formelle avec celle de Ott.)

5. Action sur l'iris.

Par instillation directe, on obtient : la mydriase, précédée une seule fois d'un court myosis ; pas d'injection périkératique ; une faible influence sur l'accommodation, de courte durée et de production lente et incertaine. L'injection intraveineuse produit toujours la mydriase, jamais l'exophthalmos.

6. Action sur les vaisseaux rétiniens.

Après injection intraveineuse chez un chien, il y a d'abord un fort rétrécissement des artères du fond de l'œil, qui plus tard se dilatent, sans arriver à l'état primitif pendant la durée d'une expérience.

7. Action sur le système nerveux.

Chez les grenouilles, les centres moteurs cérébraux sont paralysés en premier lieu ; il y a hyperexcitabilité primitive, puis paralysie de la moelle épinière, paralysie des terminaisons intramusculaires des nerfs moteurs comme après intoxication avec le curare. Les muscles restent excitables. Chez les animaux à sang chaud, il y a paralysie primitive du centre respiratoire amenant rapidement la mort; si l'on installe la respiration artificielle, l'animal peut survivre très longtemps et alors on observe :

a) la parésie des mouvements volontaires,

b) l'augmentation de l'action réflexe médullaire par paralysie de « l'action suspensive » de l'encéphale,

c) la paralysie motrice et l'anesthésie marchant d'habitude d'avant en arrière,

d) finalement l'irritabilité médullaire et l'excitabilité des nerfs moteurs disparaissent; les muscles restent indemnes.

La cause intime est une action directe de la gelsémine sur les centres nerveux, mais l'anémie provoquée par le rétrécissement des artères irriguant les centres nerveux joue un grand rôle et explique l'apparition lente de certains phénomènes.

Un travail sorti de l'Institut pharmacologique de l'Université de Greifswald a pour auteur Moritz (42), qui conduisit ses recherches sous la direction du professeur Eulenburg. Les expériences ont été faites avec une solution de l'extrait aqueux de gelsemium (150 gr. de racine égal à 13 gr. d'extrait) et avec une solution de gelsémine Tromsdorff. Moritz constate chez les grenouilles : hyperexcitabilité et convulsions tétaniques (marquées surtout chez les grenouilles d'été, moins chez les grenouilles d'hiver), puis perte des mouvements volontaires et disparition de l'excitabilité réflexe ; arrêt de la respiration. Il admet une excitation primitive et une paralysie secondaire des centres cérébraux avant tout, des centres médullaires en second lieu. La voie sensitive médullaire est paralysée au moment où la voie motrice est encore dans un état d'hyperexcitabilité. Pas d'action sur les nerfs périphériques moteurs ; les muscles striés restent indemnes, les nerfs sensitifs ne paraissent pas influencés. Le tremblement et les convulsions sont d'origine spinale. Aucune différence d'action entre l'alcaloïde (gelsémine) et l'extrait, donc Moritz combat les idées de Murrell et Ringer.

Le ralentissement et l'arrêt de la respiration sont le résultat de l'empoisonnement du nœud vital. Il note le ralentissement tardif du cœur et son arrêt en diastole.

Chez les animaux à sang chaud, l'auteur a employé l'extrait aqueux, la teinture alcoolique et la gelsémine ; il ne constate aucune différence qualitative des différents produits. Les phénomènes observés sont les suivants : tremblement, secousses musculaires, parésie générale, dyspnée, mort par asphyxie. La sensibilité et les réflexes restent normaux jusqu'à l'agonie. Donc, la gelsémine excite puis déprime le cerveau, puis la partie motrice de la moelle, et paralyse finalement la voie sensitive médullaire. La gelsémine affecte le centre respiratoire bulbaire. Les vagues étant intacts, la respiration est d'abord accélérée, puis ralentie. L'action sur le cœur est secondaire, le ralentissement du cœur manque après section des vagues. La température baisse sous l'influence de la gelsémine, les nerfs vasomoteurs restent normalement excitables. Instillée dans le sac conjonctival, la gelsémine produit la mydriase, une légère paralysie de l'accommodation, jamais d'injection périkératique.

Une année plus tard, Moritz (48) a repris l'étude du gelsemium. Il s'est servi de la teinture alcoolique, de la gelséminine chlorhydrique de Sonnenschein, et d'un extrait liquide. Basé sur des recherches chimiques, il admet que la gelsémine Tromsdorff, employée lors de sa première publication, n'est pas un alcaloïde, mais un extrait, ressemblant beaucoup à l'extrait employé pour ses nouvelles recherches. Moritz s'est surtout efforcé de déterminer l'équivalent toxique des différentes préparations. Nous reviendrons plus tard sur ses résultats. Il admet que le chlorhydrate de gelséminine représente le principe toxique unique de toutes les préparations gelséminiques.

Dans un travail paru en 1885, Raimondi (61) s'applique surtout à faire ressortir les analogies et les différences qui existent entre la gelsémine et la strychnine. Il nie l'antagonisme absolu, admis par Eymery-Héroguelle; il démontre que chez une grenouille strychnisée, une forte dose de gelsémine arrête les convulsions et produit une paralysie mortelle pendant laquelle les plus fortes excitations sont incapables de provoquer des convulsions. De petites doses de gelsémine masquent l'action de la strychnine pour un temps très court, la mort est quand même causée par la strychnine. Le tétanos gelséminique suit les phénomènes paralytiques, et se perd après une à deux heures; les convulsions ne se suivent qu'à longs intervalles, malgré de très fortes excitations. Il y a donc une différence notable avec le tétanos strychnique.

Il nous reste à parler de deux travaux des plus importants, qui ont pour auteurs Rouch et Cushny.

Rouch (56) a surtout fait des recherches comparatives, avec différents produits. D'après lui, l'extrait (il emploie un extrait Dausse) paralyse les nerfs moteurs, les animaux meurent tranquillement. La gelséminine cristallisée de Merck, la gelsémine des auteurs anglais et américains, l'extrait américain (Murrell et Ringer) ne paralysent pas les nerfs moteurs, les animaux meurent avec de fortes convulsions. La gelsémine Martindale (Putzeys et Romiée) agirait sur les nerfs moteurs, mais tardivement. L'extrait Dausse diminue d'abord la pression sanguine, l'augmente ensuite, puis reste sans influence marquée. La gelséminine Merck augmente d'abord la pression, puis amène une chute progressive. Les deux produits paralysent la respiration : après de faibles doses, la respiration artificielle sauve les animaux ; après fortes doses, elle reste impuissante.

Les deux préparations diminuent et paralysent l'excitabilité du vague ; il en résulte primitivement l'accélération du cœur, suivie d'un ralentissement par paralysie des ganglions excito-moteurs. Après une dose moyenne de strychnine, l'extrait de gelsemium empêche les convulsions d'éclater. Après une forte dose de strychnine, l'extrait ne prolonge pas la vie, la mort survient toujours.

C'est à tort que Cushny appelle Rouch le premier qui ait expérimenté, avec l'alcaloïde pur, la gelsémine Gerrard, appelée en Allemagne « gelséminine cristallisée, » puisque nous avons vu que Murrell et Ringer et Burdon-Sanderson ont déjà employé cette substance.

En 1887, Thompson[1] reprit les études chimiques sur la gelsémine et réussit à isoler un second alcaloïde, qu'il appelle gelséminine.

Cushny (66) s'est occupé de ces deux substances. Il compare la gelsémine à la strychnine et admet qu'elle augmente l'excitabilité réflexe de la moelle épinière, d'accord avec Murrell et Ringer, Putzeys et Romiée, Berger et Moritz. Il décrit, comme Putzeys et Romiée, une paralysie des terminaisons des nerfs moteurs, comme après injection de curarine. Chez les grenouilles, la gelsémine finit par arrêter le cœur par action directe sur le muscle cardiaque. La respiration s'arrête, mais reprend après une excitation. La mort est due à l'arrét du cœur.

Chez les animaux à sang chaud, la gelsémine est presque sans action. Cushny n'a jamais pu influencer la respiration, la température et la pression sanguine, en injectant jusqu'à 0 gr. 50 à un lapin. L'état général ne change pas. Employée en collyre, la gelsémine produit une injection ciliaire, mais pas de mydriase.

La gelséminine Thompson est beaucoup plus active. Cushny la

[1] *Pharmac. Jour. and. Transact* (3) 17.

rapproche de la conine. Son action sur la grenouille serait la suivante : paralysie du système nerveux central, sans excitation préalable ; le cerveau est atteint avant la moelle ; paralysie des terminaisons des nerfs moteurs, comme après intoxication avec la curarine. Tremblement d'origine centrale ; paralysie du muscle cardiaque, paralysie des vagues, semblable à celle produite par la nicotine, arrêt de la respiration.

Chez l'animal à sang chaud, l'effet est le même : paralysie descendante du système nerveux central ; dyspnée, asphyxie. Pas d'influence directe sur le cœur, pas d'abaissement de la température. Mydriase, paralysie de l'accommodation, rougeur de la conjonctive après instillation directe.

CHAPITRE II

Nous terminons ici notre exposé historique concernant le gelsemium. Lette longue énumération ne peut que laisser des idées confuses dans la tête du lecteur. En effet, nous ne rencontrons pour ainsi dire une seule opinion émise par un auteur qui ne soit combattue formellement par un ou plusieurs autres, et toujours à grand renfort d'expériences. Nous nous sommes abstenu jusqu'ici de toute critique, estimant que les conditions primaires permettant un jugement exact ne sont remplies qu'imparfaitement. Pour que les résultats des divers auteurs soient comparables, il faut d'abord établir que les conditions dans lesquelles les expériences ont été conduites, ont été identiques. Or, nous verrons que des préparations complètement différentes mais portant le même nom ont été employées. Rien de plus naturel alors que de trouver des assertions contradictoires.

Il est de notion élémentaire que la plus ou moins grande pureté d'un principe actif influence d'une manière notable les résultats obtenus en expérimentation physiologique. Mais il n'est pas moins indispensable de prendre en considération le mode d'administration, le lieu d'injection, le degré de concentration des toxiques employés. Enfin la dose ne doit pas seulement être établie exactement pour chaque expérience, mais la dose relative, c'est-à-dire la relation entre le poids de l'animal en observation et la dose administrée ne peut pas être négligée. Il serait puéril de s'étendre sur l'importance de ces desiderata, que tout le monde admet comme bien fondés, mais qui, malheureusement, sont trop souvent négligés.

Parmi les auteurs que nous avons passé en revue, nous en trouvons plusieurs qui ont été frappés par les nombreuses contradictions existant dans les différents travaux. Ainsi, nous lisons dans le mémoire de Putzeys et Romiée[1] :

« Ces contradictions s'expliquent si l'on observe que les expérimentateurs ont eu recours aux produits les plus divers; les uns ont employé la teinture ou l'extrait, d'autres une substance résinoïde, d'autres enfin l'alcaloïde. »

Mais l'alcaloïde lui-même, employé par les auteurs cités, n'avait d'un alcaloïde que le nom.

Moritz[2], opérant sur un extrait fluide de gelsemium, trouve que l'alcool y produit un précipité qui correspond exactement à la gelsémine Tromsdorff, avec laquelle il a poursuivi sa première série de recherches; il ajoute :

« Ces recherches confirment mon opinion que la gelsémine Tromsdorff n'est pas un alcaloïde, mais une espèce d'extrait. »

La même incertitude règne dans les ouvrages parus ultérieurement. Nous allons donner sous forme de tableau synoptique les différents produits, en indiquant leur aspect et leurs réactions chimiques. Cela nous permettra de nous retrouver dans la masse des assertions les plus opposées, et nous dispensera de faire des efforts inutiles pour rendre concordantes des expériences qui ne peuvent l'être.

Nous avons déjà vu que : en 1870, Wormley (7) a isolé de la racine (et de l'extrait fluide) une substance qu'il a pris pour un alcaloïde et qu'il a nommée gelsémine.

En outre, il a rencontré un acide appelé par lui acide gelséminique.

En 1874, Fredigke[3] confirme les résultats de Wormley.

En 1876, Sonnenschein[4] arrive à quelques détails insignifiants près, aux mêmes conclusions que Wormley quant à la gelsémine; mais il identifie l'acide gelséminique à l'esculine.

Wormley (54) réfute en 1882 les idées de Sonnenschein concernant l'identité de l'esculine et de l'acide gelséminique.

[1] Op. cit. p. 4.
[2] Op. cit. p. 300.
[3] Jahresberichte üb. d. Fortsch. d. Chemie 1874, p. 914.
[4] Bericht der d. chem. Ges. zu Berlin 1876, p. 1182.

En 1878, Dragendorff[1] reprend ces études, confirme en grande partie les travaux antérieurs et donne des réactions chimiques précises pour différencier la strychnine de la gelsémine Wormley.

Dans les comptes rendus de la Société de Biologie, 1879, (53) nous trouvons une communication non signée sur la préparation de la gelsémine et du chlorhydrate de gelsémine. D'après l'auteur, la gelsémine anglaise (procédé Wormley) n'est qu'un mélange de résine, de gomme et de gelsémine (alcaloïde); même remarque pour la gelsémine américaine. L'auteur a préparé un sel bien défini, bien cristallisé, le chlorhydrate de gelsémine, dont il présente un échantillon à la Société. En précipitant la solution aqueuse de son chlorhydrate par l'ammoniaque, il obtient la gelsémine pure.

Laborde[2] ajoute qu'il a essayé des gelsémines exotiques, mais ses expériences lui ont démontré qu'elles n'étaient, à proprement parler, que des extraits plus ou moins actifs.

Moritz[3] indique avoir expérimenté avec un chlorhydrate de gelsémine, fourni par Schuchardt et préparé par la méthode Sonnenschein. Or, Sonnenschein indique spécialement que son alcaloïde forme une masse amorphe, qu'il n'a jamais pu l'obtenir à l'état cristallin, et qu'il ne forme pas avec les acides de sels cristallins.

Moritz dit que sa préparation formait de beaux cristaux.

Il nous a été impossible de trouver une publication ultérieure de Sonnenschein, où il aurait décrit une nouvelle méthode de préparation, aboutissant à un produit différent. Est-ce que Moritz aurait employé un sel préparé d'après la méthode exposée à la Société de Biologie? Nous posons la question sans pouvoir la résoudre, mais ce détail témoigne de la confusion qui régnait quant aux différents produits retirés du gelsemium.

En 1883, A. Gerrard[4] réussit à préparer un alcaloïde qui diffère notablement de celui de Wormley. Ce corps est appelé aussi gelsémine et se présente sous forme cristallisée.

[1] Jahresb. ü. d. Fortsch. d. Ch. 1878, p. 1083.
[2] Voir Index bibl. nº 53.
[3] Op. cit. p. 299.
[4] *Pharmac. Journ. and Transact* (3) 13.

En 1887, Thompson[1] isole d'abord un alcaloïde qui répond presque entièrement à celui de Gerrard. Il le nomme gelsémine; mais poursuivant ses recherches, il découvre un second alcaloïde auquel il réserve le nom de gelséminine. Depuis ce temps, la préparation des deux alcaloïdes est tombée dans le domaine public.

Merck[2] fournit et décrit brièvement:

1° Gelsémine résinoïde, qui d'après une communication écrite personnelle serait une résine à peu près exempte d'alcaloïdes;

2° Gelséminine cristallisée, alcaloïde;

3° Gelséminine amorphe, second alcaloïde.

Il ne décrit ni fournit d'acide gelséminique.

Hager[3] mentionne:

1° Gelsémine (cristallisée);

2° Gelséminine (amorphe);

Ces deux substances sont des alcaloïdes.

3° Gelsemium résinoïde, renfermant les deux alcaloïdes;

4° Acide gelséminique.

Sous la direction du regretté Dr P. Binet, nous avons fait quelques recherches chimiques, en partant d'un extrait résineux, et nous sommes arrivé d'abord à un produit donnant les réactions de la gelsémine Wormley.

En purifiant cette substance, nous avons abouti, par précipitation fractionnée avec de l'éther, à isoler deux corps, dont les réactions chimiques étaient identiques à celles, indiquées par Thompson, pour ses deux alcaloïdes.

Nous avons donc le tableau synoptique suivant:

[1] *Ibid.* (3) 17.
[2] Index 1897, page 95.
[3] *Handbuch der pharm.* Praxis T. I. 1900, page 1208.

	1. Gelsémine Wormley.	2. Gelsémine Sonnenschein.	3. Gelséminine chlorhydrique.
	soi-disant alcaloïde, mais impure, renfermant des corps résinoïdes, etc.	*Idem :* la préparation n'est pas la même.	soi-disant préparée d'après Sonnenschein, fournie par Schuchardt.
Expérimentateurs.	Wormley (7). Bartholow (8). Ott (29 (37). Tweedy (38).	Putzeys et Romiée (41) (travaillent avec la substance fournie par Martindale à Londres).	Moritz (48).
Formule.	Non indiquée.	$(C_{11} H_{19} NO_2)_2 HCl$	Non indiquée.
Aspect.	Poudre blanche amorphe.	Poudre incolore amorphe.	Poudre blanc jaunâtre cristallisée.
Sels.	Amorphes.	Amorphes.	Cristallisé.
Point d. fusion.	Non indiqué.	Au-dessous d. 100°.	Non indiqué.
Solubilité.	Eau : difficilement. Alcool : ? Chloroforme : facilement. Ether : dans 25 parties.	Eau : presque insoluble. Alcool : ? Chloroforme : soluble. Ether : très soluble.	Eau : soluble 1 : 40,15. Alcool : très soluble. Chloroforme : très peu soluble. Ether : insoluble. Glycérine : très soluble.

4. Gelsémine Gerrard.	5. Gelsémine Thompson.	6. Gelséminine Thompson.
Ces deux préparations sont presque identiques et connues sous le nom de *gelséminine cristallisée* (Merck).		autrement appelée *gelséminine amorphe* (Merck).
Murrell et Ringer (34). Burdon-Sanderson (35). Rouch (56).	Rouch (56). Cushny (66).	Cushny (66).
$C_{12} H_{14} NO_2$	$C_{12} H_{14} O_2 N$ Merck $C_{49} H_{63} O_{14} N_5 (HCl)_2$ } Hager, Cushny $C_{34} H_{69} O_{12} N_4 (HCl)_3$ Thompson	$C_{22} H_{26} O_3 N_2$ Hager $C_{42} H_{47} O_{14} N_3$ ($HCl\ Pt\ Cl_4$) Cushny
Poudre blanche cristallisée.	Poudre blanche cristallisée.	Substance brun noirâtre résinoïde, pulvér., elle est jaune amorphe.
Cristallisés.	Cristallisés sauf le sulfate qui est amorphe.	Amorphes, bruns, résinoïdes hygroscopiques.
145°	**154-155°**	**120°**
Eau froide : peu soluble. Eau chaude : assez soluble.	Eau chaude et froide : peu ou pas soluble.	Eau chaude et froide : peu soluble.
Alcool froid : peu solubl. Alcool chaud : assez soluble. Chloroforme : soluble. Ether : soluble.	Alcool : très soluble. Chloroforme : très soluble. Ether : très soluble.	Alcool Chloroforme } très soluble. Ether

Réactifs.	1. Gelsémine Wormley.	2. Gelsémine Sonnenschein.
Acide sulfurique concentré.	?	Coloration jaune verdâtre passant au jaune brunâtre puis sous l'influence de la chaleur au rouge foncé sale.
Acide nitrique concentré.	?	Coloration jaune verdâtre.
Tanins.	Précipité.	Précipité blanc.
Iodure de potassium ioduré (réactif de Bouchardat).	Précipité.	Précipité incomplet, floconneux, rouge brun.
Phosphomolybdate de Na.	Précipité.	Précipité floconneux jaune
Chlorure de platine.	?	Précipité amorphe jaune citrin, soluble à chaud.
Acide picrique.	Précipité.	Précipité.
Iodomercurate de potassium.	Précipité.	Précipité blanc floconneux soluble à chaud.
Acide sulfurique et bichromate de potassium.	?	Coloration rouge cerise passant au gris brun sale.
Acide sulfurique et bioxyde de manganèse.	?	?
Acide sulfurique et oxyde de cérium.	?	coloration rouge cerise au point de contact, puis de toute la masse; réaction caractéristique.
Alcalis.	Les solutions aqueuses des sels précipitent.	?

3. Gelséminine chlorhydrique.	4. Gelsémine Gerrard.	5. Gelsémine Thompson.	6. Gelséminine Thompson
Coloration jaune brunâtre.	Le chlorhydrate ne donne pas de réaction colorée.		Coloration jaunâtre.
?	Le chlorhydrate ne donne pas de réaction colorée.		Coloration verte.
Précipité blanc.	Précipité.		Précipité gris blanc.
Précipité blanc.	Précipité brun amorphe, soluble dans de l'acide acétique.		Précipité brun.
Précipité blanc.	Précipité blanc.		Précipité blanc.
Ni trouble ni coloration.	Précipité jaune soluble à chaud.		Précipité brun.
Précipité jaunâtre.	Précipité cristallisé vert jaunâtre.		Précipité blanc jaunâtre.
Précipité blanc.	Précipité blanc soluble dans l'eau chaude et dans l'alcool.		Précipité blanc soluble dans l'alcool.
?	Coloration rouge passant au vert.		Coloration violette passant au vert.
?	Coloration rouge intense passant au vert, le nitrate seul ne devient que rose avant de verdir.		Coloration violette passant au bleu.
?	Coloration rouge passant au brun, puis au vert.		Coloration rouge violet.
?	Précipitent, se redissolvent dans un excès.		Précipitent, se redissolvent dans un excès.

La teneur en principes actifs de la plante est mentionnée d'une manière très différente par les auteurs qui s'en sont occupés. Ce fait provient-il d'une grande variabilité de la plante elle-même, ou des procédés plus ou moins parfaits employés pour les extraire ? La dernière hypothèse paraît plus probable.

Nous avons trouvé les indications suivantes :

Auteur.	Partie employée.		Alcaloïde.	Acide gelséminique.
Wormley	Extrait fluide.	0,84 ‰	gelsémine.	0,29 ‰
Fredigke	Racine.	4,90 ‰	gelsémine.	—
Merck	Racine.	1,0 ‰	gelséminine crist.	—
»	Racine.	0,5 ‰	gelséminine amorphe.	—
Hager	Racine.	1,7 ‰	gelsémine (crist.).	3 ‰
»	Rhizome.	2,0 ‰	gelsémine (crist.).	3,7 ‰

Conclusions.

Tous les auteurs, jusqu'à Murrell et Ringer, ont travaillé avec des préparations renfermant un mélange des deux alcaloïdes, à des proportions inconnues. Murrell et Ringer, Burdon-Sanderson, Rouch et Cushny, seuls, ont fait des expériences avec la gelséminine cristallisée; enfin, il n'y a que Cushny qui se soit servi de gelséminine amorphe. C'est une constatation dont il faudra tenir compte chaque fois que l'on cherche à comparer les résultats obtenus avec les préparations de gelsemium.

CHAPITRE III

RECHERCHES PERSONNELLES

Toutes nos expériences ont été faites avec les chlorhydrates des deux alcaloïdes, fournis par Merck, sous le nom de : gelsemininum hydrochloricum purissimum cristallisatum, et gelsemininum hydrochloricum amorphum.

Le premier sel est une poudre blanche, cristallisée, assez facilement soluble dans l'eau jusqu'à la dose de 5 %; la solution est claire, transparente, incolore.

Le second sel se présente sous l'aspect d'une poudre jaune un peu brunâtre. A la longue, cette poudre, étant hygroscopique, se transforme en une masse brun foncé, rappelant l'aspect de la gomme-laque. Sous cette seconde forme, comme sous la première, ce sel est très soluble dans l'eau. Sa solution concentrée (1-3 %) est jaune or et reste jaune. Ses solutions diluées (1 ‰ et encore mieux 0,1 ‰) prennent avec le temps une teinte rose.

La transformation en masse solide résinoïde n'altère en rien les propriétés physiologiques de ce produit. Nous avons fait des essais comparatifs avec une solution récente et une solution datant de plusieurs mois, enfin, avec une solution du sel transformé en masse résinoïde, âgé de quatre ans, sans avoir jamais pu constater la moindre différence qualitative ou quantitative de l'action toxique. Les solutions des deux sels sont facilement envahies par des mucédinées, qui forment de longs filaments ; ce développement de moisissure ne paraît pas altérer non plus les principes actifs du gelsemium.

Dans sa thèse, du reste, Schwarz[1] rapporte qu'ayant mélangé à des sucs digestifs, à du sang, de l'urine ou du pus, soit de la poudre de racine de gelsemium, soit de la gelsémine Sonnenschein, il a pu isoler de ces mélanges la gelsémine après un laps de temps de six semaines. Cette gelsémine possédait absolument les mêmes qualités que la gelsémine fraîche. Donc, cet alcaloïde ou plutôt ces alcaloïdes paraissent être doués d'une forte résistance contre l'influence de la putréfaction.

PREMIÈRE PARTIE — CHLORHYDRATE DE GELSÉMININE AMORPHE

§ 1. Effet général.

A. Chez les animaux a sang froid.

La gelséminine amorphe produit l'arrêt de la respiration, l'abolition des mouvements volontaires, la perte des mouvements réflexes, la mort par arrêt du cœur.

Après une injection dans le sac lymphatique dorsal d'une grenouille rousse, de 0 gr. 0005 — 0,001 de chlorhydrate de gelséminine amorphe pour 10 gr. de poids d'animal, on observe généralement les effets suivants :

Immédiatement après l'injection, l'animal est un peu agité, il saute, cherche à fuir; il s'agit probablement ici des effets directement irritants de la solution injectée. Puis la grenouille se calme, conserve l'attitude normale du repos pendant 8-16 minutes. Après quoi survient un ralentissement des mouvements respiratoires thoraciques suivi bientôt d'un ralentissement des mouvements de la région hyoïdienne. L'animal est beaucoup plus tranquille qu'un animal normal; il peut rester jusqu'à 5 minutes sans faire le moindre mouvement. Et les rares mouvements volontaires qu'il exécute sont moins vigoureux, moins précis. Après chacun d'entre eux, l'animal présente un tremblement accentué de la partie antérieure du tronc, souvent des deux pattes antérieures; puis surviennent quelques mouvements légers de flexion et d'extension de la tête, après lesquels la grenouille retombe dans son immobilité. A ce moment la

[1] Der forensisch chemische Nachweis des Gelsemins. *Thèse de Dorpat,* 1882.

respiration a cessé au repos, mais elle reprend après chaque mouvement volontaire ou après chaque excitation pour s'arrêter bientôt après.

La faiblesse musculaire et l'incoordination motrice font des progrès. Lorsqu'on la pince, la grenouille saute, mais mal et tombe sur le côté; parfois elle rampe plutôt qu'elle ne saute. Qu'on place l'animal sur le dos ou qu'il y tombe après un saut maladroit, il essaie d'abord de se remettre en attitude normale; mais à un stade un peu avancé de l'intoxication ces essais restent généralement infructueux.

On observe alors un tremblement qui suit ces efforts demeurés vains, et la grenouille reste sur le dos, les jambes postérieures demi-étendues. Mais la sensibilité est complètement conservée.

Mise sur ses pattes la grenouille reste un peu affaissée, mais s'oriente encore quand on imprime à l'assiette un mouvement de rotation.

Bientôt les mouvements volontaires disparaissent complètement. La grenouille reste couchée sur le ventre, son menton touchant l'assiette. La respiration est arrêtée. Aucune excitation ne la rappelle. Le pincement provoque encore quelques mouvements de défense, mais ceux-ci sont de moins en moins énergiques, de plus en plus limités. Les yeux sont mi-clos, et enfin l'animal, complètement flasque, inexcitable, ne donne plus signe de vie.

Avec 0 gr. 0005 pour 10 gr. d'animal, on arrive rarement à produire la flaccidité complète avec perte des mouvements réflexes.

Avec 0 gr. 001 pour 10 gr., on l'obtient au contraire dans la règle. L'animal reste alors 10-24-36 heures dans cet état de mort apparente. A la longue, l'excitabilité réapparaît, faible d'abord puis allant en augmentant. Le tremblement reprend de même, et à sa suite les mouvements volontaires. Finalement, la respiration se rétablit. Le retour complet à l'état normal demande souvent 4-6 jours pour se produire.

Si la dose oscille entre 0 gr. 001-0,002 pour 10 gr. d'animal, la survie est rare. Habituellement, le deuxième ou troisième jour l'animal meurt et on constate l'arrêt du cœur en diastole.

Il est à noter cependant que l'animal peut reprendre quelques mouvements volontaires le 3me ou 4me jour et n'en succomber pas moins 24 ou 48 heures plus tard.

Après très fortes doses (0,004 et plus pour 10 gr. d'animal), les symptômes se précipitent. La mort arrive en 3-4 heures et après 2 heures déjà les grenouilles sont immobiles, inexcitables.

Avec des doses moyennes de 0,002-0,004 pour 10 gr., le tableau que nous venons de tracer présente une modification importante; cette modification peut se présenter, quoique rarement, avec de faibles doses, et les injections de très fortes doses laissent aussi percevoir quelque vestige.

Au lieu d'un simple tremblement avec mouvements rythmiques de la tête, survenant après un mouvement volontaire ou provoqué, on observe des *convulsions tétaniformes,* dans les membres postérieurs surtout, et, chez le mâle, la classique disposition en anneau des membres antérieurs. Ces convulsions peuvent même être provoquées par un coup sec frappé sur l'assiette ou sur la table sur laquelle celle-ci repose. Ces convulsions ne se suivent jamais de près et ne peuvent pas être produites à volonté. Après chaque accès, l'animal est épuisé, et 1-3 minutes s'écoulent avant que l'on puisse reproduire chez lui les mouvements convulsifs.

Cette période ne dure pas longtemps généralement.

Avec des doses de 0,005 pour 10 gr. nous n'avons jamais pu obtenir ces convulsions; par contre, on observe régulièrement que la tête est fortement relevée et l'animal meurt en opisthotonos.

Le stade d'hyperexcitabilité s'observe beaucoup plus facilement sur la grenouille rousse que sur la grenouille verte. Pour le reste, les deux espèces de batraciens réagissent de la même manière.

B. Chez les animaux a sang chaud :

La gelséminine amorphe produit la parésie musculaire et l'arrêt de la respiration.

Un *lapin* qui a reçu une injection hypodermique de 0 gr. 0006-0,0007 de chlorhydrate de gelséminine amorphe pour 1000 gr. de poids, présente généralement les symptômes suivants :

Pendant les dix premières minutes, l'animal ne montre rien

d'anormal. Au bout de ce laps de temps, il commence à être inquiet. Il remue la tête et les oreilles et agite la queue, regarde à gauche, à droite, renifle, cherche à fuir, à se cacher. Bientôt il laisse sa tête s'incliner en avant, mais pour la relever immédiatement d'un mouvement brusque. Ces mouvements alternatifs et oscillatoires de la tête continuent et s'accompagnent de secousses musculaires occupant les parties latérales du cou et la partie antérieure du tronc. Peu après, les pattes antérieures glissent en abduction. Ce n'est plus alors la tête seulement, c'est tout l'avant-train de l'animal qui tend à chuter en avant.

En même temps, la respiration devient difficile. Les ailes du nez battent violemment, les mouvements respiratoires sont exagérés. Bientôt les pattes antérieures sont incapables de soutenir l'animal; celui-ci se soutient sur ses membres postérieurs, tandis que le thorax et la tête reposent sur la table, les pattes antérieures en abduction. Mais il ne reste pas longtemps dans cette position. Outre les petits mouvements fibrillaires des muscles de la face et du cou, on constate la persistance des mouvements convulsifs des membres extenseurs du tronc et du cou, qui rejettent en haut la tête et la partie antérieure du tronc et impriment à tout l'animal un mouvement de recul. Après chaque secousse qui redresse l'animal, la tête retombe lourdement sur la table. La dyspnée fait des progrès. Si on pince l'oreille, une patte, la joue, l'animal répond toujours par des mouvements de défense, qui prennent même le caractère convulsif, témoignant d'une exagération de la sensibilité ou du pouvoir réflexe. De même, la cornée garde sa sensibilité intacte.

Les secousses et les chutes consécutives font reculer l'animal, qui, incapable d'éviter, par exemple, le bord de la table, comme il le ferait à l'état normal, tombe dès lors infailliblement. Enfin, le lapin ne peut plus se maintenir; il tombe sur le côté. A partir de ce moment, la dyspnée augmente rapidement. Après quelques mouvements désordonnés de course, des convulsions générales s'établissent. Les yeux sortent de l'orbite, la tête se place en opisthotonos, l'animal pousse quelques cris, expulse de l'urine et des matières fécales, puis la respiration s'arrête. Encore quelques battements cardiaques, allant en s'espaçant, et l'animal est mort. A la dose que nous indiquions, cette scène dure 40 à 50 minutes.

Si la dose est plus faible, l'animal reste un certain temps tremblant, dyspnéique, parésié de l'avant-train, secoué par les contractions convulsives des extenseurs du tronc, puis il se calme et revient peu à peu à son état normal, mais en gardant longtemps comme dernier vestige de l'intoxication, un certain tremblement et de la parésie des muscles extenseurs de la nuque.

Après une plus forte dose (0,001 et plus pour 1000 gr. de lapin), les phénomènes précités se déroulent plus rapidement : la parésie musculaire et la dyspnée dominent complètement le tableau.

Le *cobaye* présente à peu près les mêmes phénomènes, lui aussi, avec des doses de 0 gr. 0006 — 0,0007 pour 1000 gr. Chez lui, le tremblement est beaucoup plus prononcé, les grandes secousses sont moins fréquentes. Avec des doses non mortelles (0 gr. 00015—0,0003 pour 1000 gr.), le cobaye montre un phénomène qu'on observe également dans l'intoxication avec la morphine, une hyperexcitabilité acoustique très prononcée.

Le moindre bruit produit un tressautement très énergique, qu'il est impossible d'obtenir par pincement de l'oreille ou des doigts.

Quand la dose n'a pas été trop forte, les lapins et les cobayes intoxiqués peuvent être sauvés par la respiration artificielle, à condition qu'elle soit suffisamment prolongée.

On voit alors les convulsions générales et l'exophthalmos disparaître immédiatement, tandis que les mouvements convulsifs de certains muscles et le tremblement persistent.

Les *rats* présentent constamment, outre l'hyperacousie, une hyperexcitabilité générale. 0 gr. 00015 pour 1000 gr. de poids d'animal suffisent à produire une intoxication sérieuse. 0,00040 pour 1000 gr. sont constamment mortels.

Les *souris* sont affectées de secousses musculaires avant que la dyspnée ne survienne. L'hyperexcitabilité acoustique existe, mais rudimentaire. Ces animaux survivent rarement à une injection de 0,0001 pour 1000 gr.

§ 2. Action sur la respiration.

A. Chez les animaux a sang froid.

La gelséminine amorphe arrête la respiration par paralysie du centre bulbaire.

Chez la grenouille, la fonction respiratoire est la première influencée par la gelséminine amorphe. Sans accélération préalable, les mouvements respiratoires diminuent de nombre. La respiration thoracique est la première à disparaître, les mouvements de la région hyoïdienne persistant encore. Puis il y a des intervalles plus ou moins longs pendant lesquels toute respiration est interrompue. Spontanément, la respiration revient pour cesser un instant après. Finalement, elle s'arrête complètement tant que l'animal est au repos, mais elle réapparaît dès qu'un mouvement volontaire ou provoqué la réveille. Après un certain temps, ces incitations indirectes elles-mêmes ne peuvent plus rappeler le moindre mouvement respiratoire, et pourtant les muscles et nerfs respiratoires sont capables de fonctionner. L'arrêt de la respiration est donc de cause centrale et non périphérique.

B. Chez les animaux a sang chaud.

La gelséminine amorphe modifie profondément la respiration et finit par paralyser le centre bulbaire.

Les animaux à sang chaud présentent dans les grandes lignes la même série de phénomènes, mais n'ayant pas la ressource, comme les batraciens, de suppléer à la respiration pulmonaire par la respiration cutanée, les suites de l'empoisonnement sont, chez eux, autrement graves.

Chez tous les animaux à sang chaud, la gelséminine amorphe, à dose suffisante, ralentit puis arrête la respiration et tue par asphyxie consécutive. Nous allons donner quelques détails sur cette action principale du toxique qui nous occupe.

Nous avons pris des tracés de la respiration sur le lapin en fixant les pelotes du pneumographe de Marey sur la base du thorax, et en recueillant la courbe du pneumographe soit sur un tambour de Marey, soit sur papier sans fin. Le tambour noirci ne nous donne qu'un échantillon de la respiration toutes les trois ou cinq minutes, tandis que la courbe sur papier sans fin nous permet de suivre de près toutes les phases des modifications qui se présentent, depuis le commencement de l'expérience jusqu'à la mort de l'animal.

D'habitude nous avons fixé le lapin sur le plateau de Malassez. Après avoir pris une courbe d'une certaine durée, pour nous procurer le tracé de la respiration à l'état normal, nous procédions à l'injection hypodermique du toxique.

Généralement, il se passe un temps variable d'après les doses injectées, mais rarement inférieur à 8-10 minutes, sans qu'on trouve un changement notable de la courbe enregistrée. Passé cette première période, nous assistons à trois espèces de modifications, à savoir :

1° modification de la fréquence des mouvements respiratoires ;

2° modification de la forme de la respiration ;

3° modification de l'ampleur de la respiration.

En dehors de ces altérations qu'on observe toujours et d'une manière régulière, il y a des changements du rythme qui nous paraissent dépendre de causes secondaires et qui ne présentent pas cette régularité des phénomènes précités, régularité qui permet de prévoir une altération de la courbe avant qu'elle se dessine.

Si la dose injectée n'est mortelle qu'à longue échéance, nous assistons d'abord à une accélération assez notable de la respiration. L'amplitude augmente généralement, le type respiratoire n'est pas encore altéré.

Si la dose est plus forte, le premier stade d'accélération fait ordinairement défaut, et on observe d'emblée la seconde période, celle de ralentissement. L'amplitude reste d'abord la même, puis offre une tendance marquée à la diminution. A ce moment, on observe un changement dans la forme des mouvements respiratoires, que nous examinerons en détail plus loin. Constatons ici que l'inspiration est touchée en premier lieu, elle est fortement prolongée.

Dans une troisième période, la respiration devient irrégulière, se ralentit fortement, son amplitude diminue de plus en plus; enfin la mort survient par arrêt complet de la respiration.

Un exemple permettra de suivre plus aisément la marche de l'intoxication.

Expérience I.

Lapin de 1870 gr. Injection hypodermique de 0 gr. 003 de chlorhydrate de gelséminine amorphe; mort par arrêt de la respiration après 36 minutes.

2h 10′ Le lapin est fixé sur le ventre.

2h 14′ Tracé normal :

Respirations 72 par minute. Amplitude de la respiration 6-7 mm. Respiration égale régulière, inspiration égale à l'expiration comme durée; petite pause après la fin de l'expiration.

2h 17′ R. 69; amplitude 6-7 mm. Respiration un peu irrégulière (lapin très impressionné par le moindre bruit).

2h 18′ On injecte sous la peau de la région dorsale 1 cc. d'une solution de chlorhydrate de gelséminine amorphe à 3 ‰, soit 0 gr. 003 de sel.

2h 21′ R. 69; amplitude 6 mm.; la forme du tracé reste la même.

2h 24′ R. 66; amplitude 6 mm., respiration toujours un peu irrégulière.

2h 27′ R. 75; amplitude 5-8 mm.; respiration beaucoup plus irrégulière quant à la durée et à l'amplitude. Tremblement de la tête et de la partie antérieure du tronc.

2h30′ R. 49; amplitude 7 mm. Le tremblement augmente d'intensité; la pause préinspiratoire reste la même. Chaque respiration est composée de :

1° d'une inspiration faible d'abord et un peu saccadée, puis brusquement très énergique ;

2° d'une expiration brusque également, lui succédant immédiatement;

3° d'une pause préinspiratoire.

2h 31′30″ Série de petites convulsions, attirant la tête de l'animal vers la nuque ; entre les convulsions le tremblement persiste et s'accentue.

2h 33′ Convulsions fréquentes, faibles, la tête retombe lourdement sur le plateau après chaque secousse.

2h 34′ R. 51 ; amplitude 6-10 mm., respiration assez irrégulière ; l'inspiration est d'abord très faible, à ascension lente et un peu saccadée ; la fin de l'inspiration et l'expiration sont très brusques.

2h 35′ Très forte convulsion prolongée, tête en opisthotonos ; après cet accès la tête retombe, l'une des joues reposant à terre. Les narines battent violemment, un tremblement continu agite le corps, tout en prédominant dans le train antérieur.

2h 37′ R. 51 ; amplitude 3-4 mm., mouvements respiratoires très semblables entre eux, mais le type change. Chaque respiration se compose de :

1° une expiration brusque ;

2° une inspiration lente et faible, interrompue par une petite pause à laquelle fait suite :

3° une petite expiration incomplète et

4° une inspiration brusque, aussitôt suivie de l'expiration brusque (1°), qui recommence la révolution respiratoire.

2h 39′ R. 50 ; amplitude 3-4 mm., Même type respiratoire.

2h 41′ R. 48 ; amplitude 3-4 mm., Même type respiratoire. Persistance du tremblement et de légères secousses cloniques ; narines bleuâtres ; les pupilles se dilatent un peu.

2h 43′ R. 48 ; amplitude 4-5 mm., Respiration plus irrégulière ; la brusque expiration terminale est beaucoup plus accentuée ; la petite expiration qui vient couper l'inspiration diminue d'ampleur.

2h 47 R. 36 ; amplitude 6 mm.

2h 47′ Type respiratoire : Après une expiration forte et brusque commence une inspiration lente, saccadée, qui s'arrête à un moment donné, pour faire place à une expiration, faible et lente ; ensuite le mouvement d'inspiration reprend, lent d'abord, puis brusque, et il se termine par une expiration brusque et forte.

2ʰ 47′40″ Très forte convulsion générale; exophthalmos.

2ʰ 48′ R. 36; amplitude 5-8 mm., Convulsions fréquentes; même type respiratoire qu'à 2ʰ 47′, mais en général la respiration est plus irrégulière.

2ʰ 48′20″ Très fortes convulsions.

2ʰ 49′ —51′ Convulsions plus ou moins fortes subintrantes, entre lesquelles les respirations sont irrégulières, petites, de plus en plus ralenties.

2ʰ 52′ —53′ Convulsions toujours plus fortes, presque constantes. L'animal pousse des cris rauques; les yeux sont fortement saillants et regardent en dehors et en arrière; pupilles très larges, sensibilité conservée.

2ʰ 54′ Mort par l'arrêt de la respiration. Le cœur bat encore pendant quelques minutes en se ralentissant de plus en plus.

Voilà le tableau que produit une dose double au moins de la mortelle pour le poids du lapin en expérience.

Examinons l'effet d'une dose moindre, mais encore mortelle.

Expérience II.

Lapin de 1740 gr. Injection hypodermique de 0 gr. 0015 de chlorhydrate de gelséminine amorphe, mort par arrêt de la respiration après 85 minutes.

2ʰ 50′ Le lapin est fixé sur le ventre.

2ʰ 58′ Tracé respiratoire normal : Respirations 63 par minute, amplitude de la respiration 5-6 mm. Respiration égale, régulière au repos. Le lapin est extrêmement impressionnable et se débat au moindre bruit. Forme de la respiration : Inspiration légèrement saccadée, expiration brusque ; aucune pause entre les deux temps ou entre deux respirations.

3^h 2′	On injecte sous la peau du dos 0,75 cc. d'une solution de chlorhydrate de gelséminine amorphe à 2 °/₀₀, soit 0 gr. 0015 de sel.
3^h 5′	R. 56; amplitude 5 mm., même forme de la respiration.
3^h 10′	R. 60; amplitude inégale, 5 mm. en moyenne. Par moment la respiration est plus rapide et plus superficielle.
3^h 15′	R. 45; amplitude 5 mm. L'inspiration est plus saccadée au début et brusque à la fin; l'expiration est toujours brusque. L'animal est inquiet, cherche à fuir, se débat; tremblement accusé de la tête, du cou et de la partie antérieure du tronc. L'animal commence à laisser tomber sa tête sur le plateau.
3^h 20′	R. 40; amplitude 6 mm. Respiration assez égale, régulière. Les deux temps de l'inspiration (première partie, lente et tremblante; seconde partie, brusque), sont encore mieux accusés. Secousses rejetant la tête vers la nuque; tremblement continuel de la face, des oreilles, du cou. Mâchonnement. Pupilles étroites; sensibilité parfaite, plutôt exagérée que diminuée.
3^h 24′	R. 42; amplitude 6 mm., Respiration assez égale, régulière. Type : L'inspiration d'abord lente présente au milieu de la ligne d'ascension soit un petit arrêt, soit un début d'expiration, suivi immédiatement d'une inspiration terminale forte et brusque; l'expiration qui succède est toujours brusque.
3^h 24′10″	Forte convulsion générale, puis la tête tombe sur le plateau et y repose sur une joue. Continue à trembler.
3^h 28′	R. 41; amplitude 5 mm. La première partie de l'inspiration est très superficielle. Fortes secousses musculaires rejettant la tête vers le dos.
3^h 31′	Forte convulsion générale.
3^h 35′	R. 39; amplitude 4 mm. Respiration égale, régulière. L'inspiration se fait toujours en deux temps; d'abord il existe un mouvement inspiratoire faible et lent, puis un arrêt suivi d'un petit mouvement expiratoire, au-

quel succède immédiatement l'inspiration brusque et forte. Etat général le même.

3h 36′40″ Forte convulsion. Le tremblement persiste. La sensibilité également. Les pupilles se dilatent.

3h 40′ R. 39 ; amplitude 4 mm. Respiration égale, régulière. L'inspiration présente toujours son petit crochet expiratoire immédiatement avant son ascension brusque.

3h 43′ Très fortes convulsions, après lesquelles le type respiratoire change légèrement.

3h 44′ R. 35; amplitude 5 mm. Type respiratoire: après une expiration très brusque, l'inspiration s'établit à peine sensible d'abord; puis elle devient plus nette et détermine enfin une ascension très brusque du levier. Ce type persiste pendant 4 minutes, il n'y a que l'amplitude qui varie et un peu le rythme; mais on n'observe jamais de régularité dans ces variations, rien qui ressemble au type Cheyne-Stokes.

3h 48′ R. 34; amplitude variant entre 2 et 10 mm.

3h 48′10″ Fortes convulsions se succédant coup sur coup.

—51′ Entre les convulsions la respiration n'est représentée que par une inspiration brusque suivie d'une expiration brusque; entre deux respirations il y a une pause de 2,5-3,5 secondes, la respiration même durant 0,6 seconde. Le tremblement, les secousses musculaires persistent; mouvements de déglutition. Sensibilité et réflexes paraissent exagérés.

3h 52′ R. 25; amplitude 3-10 mm. Respiration inégale, irrégulière. Chaque respiration se compose de :

1° Une inspiration brusque;

2° Une expiration brusque interrompue par une petite inspiration, à laquelle suit immédiatement;

3° La seconde partie de l'expiration,

4° Une pause préinspiratoire de 2,5-3,5 secondes.

L'expiration est donc divisée en deux temps.

3h 53′ Très fortes convulsions.

3h 54′ Id.; cris, exophthalmos.

3^{h} 55′ R. 25 ; amplitude inégale, irrégulière.

Chaque respiration est composée de :

1° Une inspiration brusque et forte ;

2° Une expiration brusque ;

3° Une inspiration faible, formant plateau (provenant d'un spasme inspiratoire), se terminant par

4° Une expiration lente ;

5° Une pause préinspiratoire de 2-3 secondes.

3^{h} 56′ Convulsions subintrantes ; un mouvement respiratoire est composé de :

1° Une inspiration brusque ;

2° Une expiration brusque.

Ces deux mouvements durent $^{2}/_{3}$-1 seconde.

Deux mouvements respiratoires sont séparés par une pause préinspiratoire de 3-4 secondes.

3^{h} 58′ Les convulsions sont plus rares ; le tremblement a cessé, les secousses musculaires vont en diminuant. Un mouvement respiratoire dure $^{3}/_{4}$ de seconde, la pause entre deux révolutions respiratoires se prolonge et atteint 8-10 secondes. L'amplitude varie entre 3 et 4 mm.

4^{h} Arrêt des convulsions, persistance de légères secousses musculaires.

R. 8-9 ; amplitude 2-2,5 mm.

4^{h} 3′ R. 6-7 ; amplitude 0,5 mm.

4^{h} 4′ R. 6-7 ; presque imperceptibles.

Cyanose du nez.

4^{h} 5′ R. 4-5 ; n'imprimant plus de mouvement au levier du pneumographe. Le cœur ralenti reprend un peu après chaque inspiration. Apnée de 10 - 12 secondes. Sensibilité générale et cornéenne, réflexes, existant encore. Par moment, un mouvement convulsif avec tendance à l'opisthotonos.

4^{h} 20′ — 26′ Respiration de plus en plus faible, les convulsions diminuent.

4^{h} 27′ Arrêt de la respiration, le cœur bat encore.

4h 28′ Respiration complètement arrêtée. Quelques petites convulsions. Cœur très ralenti, irrégulier.

Ouverture du thorax.

4h 31′ Le cœur bat très lentement.

Le nerf phrénique est très excitable au courant faradique; il produit des contractions du diaphragme énergiques, et même le tétanos. Les nerfs brachiaux sont normalement excitables ; le tétanos est possible.

4h 32′ Cœur arrêté, sauf l'oreillette droite. On ouvre le rachis dans la région dorsale; moelle inexcitable[1] par le courant faradique, par section transversale et par destruction au moyen d'un stylet introduit dans le canal rachidien.

4h 40′ Tous les nerfs et les muscles sont excitables au courant faradique.

4h 45′ Id. L'oreillette est arrêtée.

4h 50′ Nerfs et muscles normalement excitables, tétanos possible.

Il est évident que la courbe fournie par les deux pelotes du pneumographe de Marey ne donne que la somme totale de l'ampliation et de la diminution de la cavité thoraco-abdominale.

La présence constante à certains moments de l'intoxication, de crochets inspiratoires ou expiratoires au milieu d'une grande respiration fait penser que les muscles respiratoires thoraco-abdominaux et le diaphragme ne fonctionnent pas toujours synergiquement. On voit souvent, en effet, le lapin faire des efforts respiratoires considérables, tandis que la courbe enregistrée ne présente que des oscillations minimes.

Pour élucider cette question, nous nous sommes servi du levier diaphragmatique ou phrénographe de Kronecker-Marckwald [2].

Le lapin étant fixé sur le dos on fait une incision cutanée longi-

[1] Voir note page 100.
[2] Zeitschrift für Biologie XXIII 1887, page 149.

tudinale du côté droit de l'appendice xiphoïde, puis on incise sur une faible longueur la paroi musculaire abdominale et le péritoine, dans l'angle compris entre la dernière vraie côte droite et l'appendice xiphoïde. On glisse l'extrémité la plus large du levier à travers cette ouverture et on l'applique contre la face inférieure du diaphragme. Deux sutures de la peau, une au-dessus, l'autre au-dessous de l'émergence du levier assurent la fermeture de l'abdomen. Le levier, tournant autour de son axe aussi rapproché que possible de la paroi abdominale de l'animal, suit fidèlement le mouvement du diaphragme. Il est facile de le mettre en rapport avec un stylet enregistreur.

Nous avons pris des tracés phrénographiques de lapins intoxiqués, qui étaient munis en même temps des deux pelotes du pneumographe. En comparant la courbe phrénographique et la courbe pneumographique, on arrive facilement à déterminer ce qui appartient aux mouvements du diaphragme et ce qui dépend des efforts des muscles respiratoires thoraco-abdominaux.

Le type de toutes nos courbes est le même. Les modifications observées suivent toujours la même marche, ce n'est que la rapidité de l'apparition des modifications ou leur durée qui varient ; et cela s'explique suffisamment par la différence des doses administrées à nos animaux en expérimentation.

Voici ce qu'on observe :

Chez le lapin normal le diaphragme se contracte brusquement et se relâche presque aussi brusquement, mais au milieu du relâchement il y a un petit arrêt, très court, qui se manifeste par un léger crochet, minime mais assez constant. Après chaque expiration il y a une pause, dont la durée ne dépasse que rarement un tiers du temps d'un mouvement respiratoire complet (fig. 1)[1].

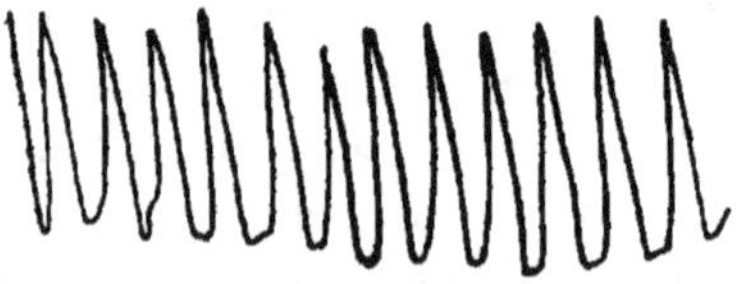

Fig. 1.

Pendant les cinq premières minutes consécutives à une injection

[1] Note : Les tracés doivent être lus *de droite à gauche.* L'inspiration est enregistrée sous forme d'une ligne ascendante, l'expiration est figurée par la ligne descendante.

hypodermique de chlorhydrate de gelséminine amorphe, on n'observe pas de changement. Mais bientôt après le tracé se modifie.

L'abaissement du diaphragme est moins brusque et ne se fait plus d'un seul mouvement, mais présente un petit tremblement, surtout vers la fin de l'inspiration. L'expiration est moins brusque aussi. La pause entre deux mouvements respiratoires se prolonge légèrement (fig. 2).

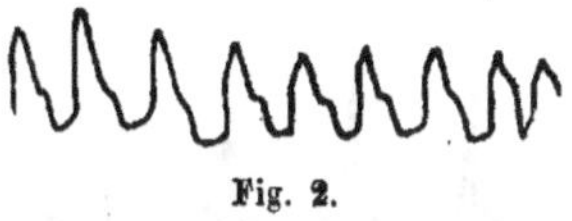

Fig. 2.

Un peu plus tard l'inspiration reprend son type brusque, l'expiration se fait en deux ou trois mouvements saccadés, se suivant de très près, puis le diaphragme reste assez longtemps relâché avant de se contracter de nouveau (fig. 3). On peut observer à ce sujet des variations individuelles. Dans certains cas la pause préinspiratoire atteint et dépasse même parfois la durée de l'inspiration et de l'expiration réunies.

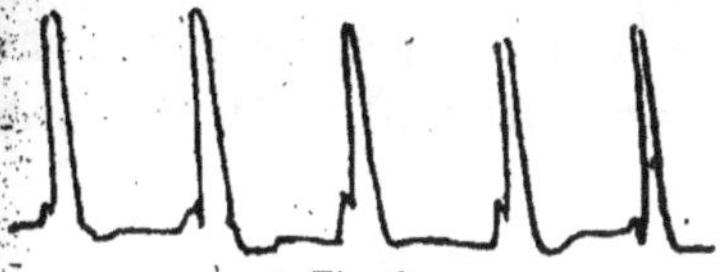

Fig. 3.

Bientôt cette pause est remplacée par une seconde ligne ascendante (fig. 4), une seconde inspiration, d'abord faible, et terminée par un petit plateau plus ou moins ondulé, qui indique un spasme inspiratoire (fig. 5, 6 et 7). Une révolution respiratoire se compose donc de :

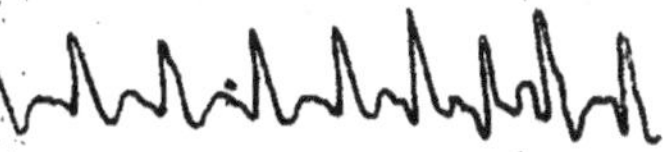

Fig. 4.

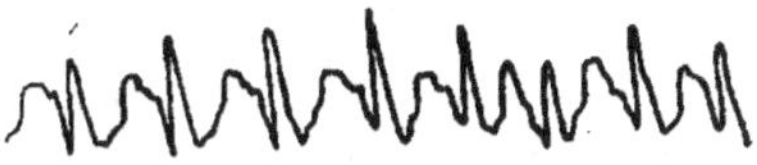

Fig. 5.

1° Une inspiration forte et brusque, suivie sans arrêt de :

2° Une expiration brusque ;

3° Une inspiration plus ou moins forte, d'abord brusque, puis ralentie, formant le plus souvent un plateau plus ou moins long ;

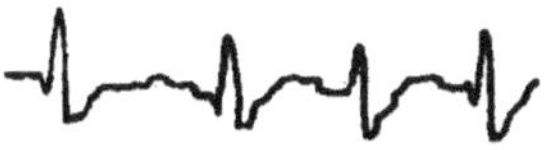

Fig. 6.

4° Une expiration lente, souvent saccadée.

A la longue on arrive à un véritable dédoublement de la respiration. Après une forte inspiration, l'expiration est en général faible, mais brusque. Puis la seconde partie de l'inspiration se fait soit brusquement (fig. 8), soit en oscillations (fig. 9). Elle peut dépasser en hauteur la première inspiration (fig. 8 et 9), elle peut former un plateau plus ou moins long. L'expiration terminale reste saccadée (fig. 10, 11, 12, 13 et 14).

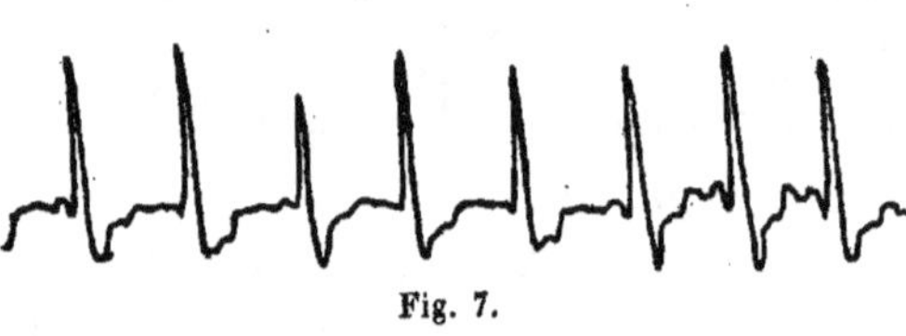

Fig. 7.

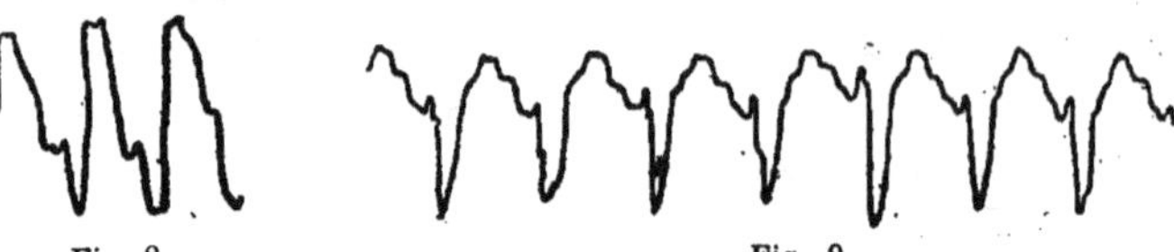

Fig. 8. Fig. 9.

Le mouvement respiratoire complet est donc composé de :

1° Une inspiration brusque et forte, suivie immédiatement de :

2° Une expiration plus ou moins forte, mais toujours brusque ;

3° Une inspiration soit brusque, soit lente et saccadée ; celle-ci peut former un plateau plus ou moins long, plus ou moins ondulé ; ce plateau peut être moins haut que le sommet de la première inspiration (1°) ou il peut dépasser cette première en hauteur ;

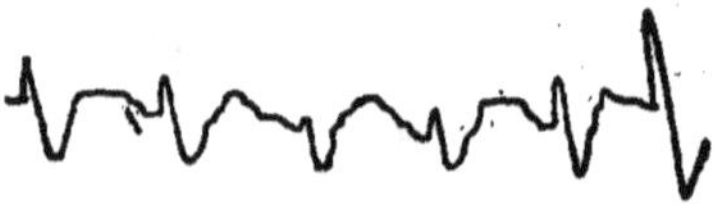

Fig. 10.

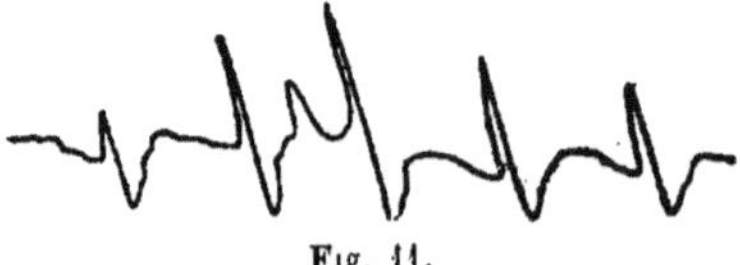

Fig. 11. 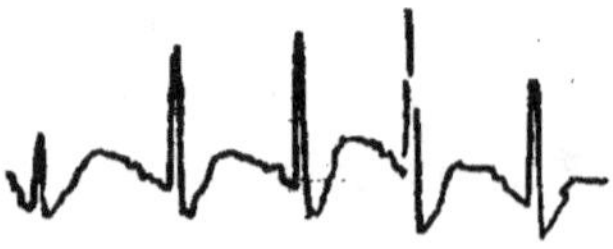 Fig. 12.

4° Une expiration toujours lente, souvent saccadée.

Puis la révolution respiratoire recommence.

Ce mode respiratoire persiste un certain temps. Il peut faire place de nouveau au type avec plateau inspiratoire typique pur, soit revenir franchement au type à inspiration dédoublée.

A ce moment, l'animal est très dyspnéique. Les convulsions sont fréquentes et, entre les convulsions, le diaphragme perd la régularité de ses contractions; d'habitude, le centre phrénique se contracte assez brusquement, le relâchement débute d'une manière brusque pour s'achever ensuite d'une façon graduelle et lente (fig 15).

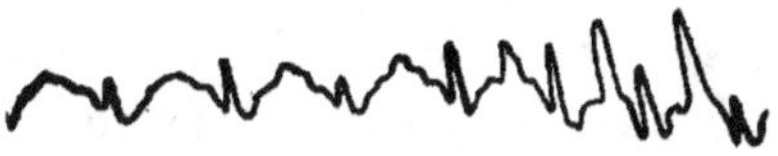

Fig. 13.

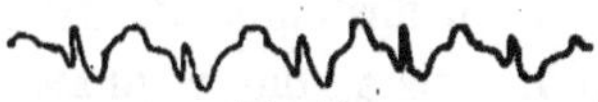

Fig. 14.

Les mouvements respiratoires s'espacent (fig. 16).

Si l'asphyxie fait des progrès, le diaphragme se contracte lentement, en plusieurs fois, reste un certain temps en contraction puis se relâche graduellement (fig. 17).

Vers la fin, ces contractions deviennent très minimes, très irrégulières. L'animal tend à suppléer au mouvement défectueux du diaphragme par de violentes contractions des muscles respiratoires thoraciques.

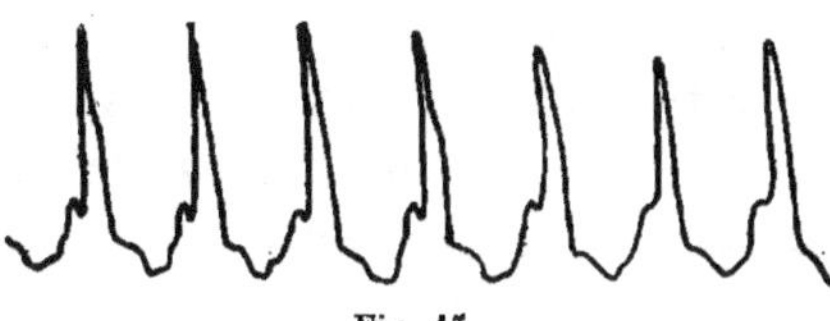

Fig. 15.

Enfin le diaphragme s'arrête; on observe encore quelques mouvements respiratoires profonds de la paroi thoracique, de plus en plus espacés, puis toute respiration cesse définitivement.

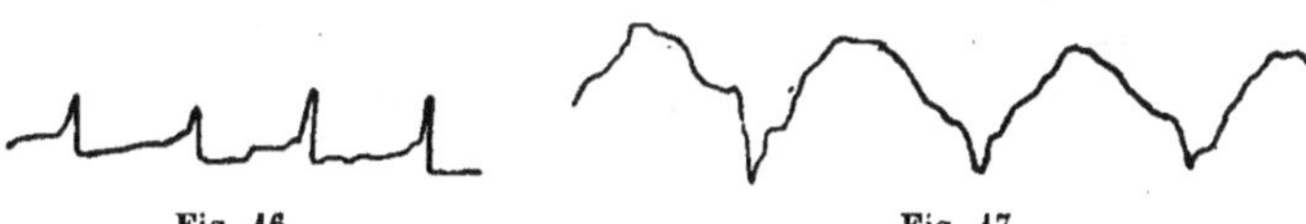

Fig. 16. Fig. 17.

A ce moment, les muscles respiratoires, y compris le diaphragme, et les nerfs respiratoires, particulièrement le phrénique sont normalement excitables par le courant faradique.

Les différentes phases d'un graphique qui paraissent absolument dissemblables au premier abord, peuvent être comprises, si l'on considère les intermédiaires qui s'enchaînent d'une façon toujours identique. Ces intermédiaires peuvent être obtenus soit en augmentant le nombre des tracés pris sur le même animal, soit en les choisissant sur des tracés provenant de différents animaux.

Nous avons opéré sur des animaux de taille différente et injecté des doses très variables. En prenant cent comme unité de temps de survie et en divisant ce laps de temps en 100 parties égales, nous avons pu fixer la place des tracés pris en des moments différents de l'intoxication, et constater qu'il existe une régularité surprenante dans l'évolution des phénomènes et des divers détails des courbes.

Nous pouvons donc admettre que la gelséminine amorphe modifie la respiration du lapin d'une manière très caractéristique, et résumer son influence sur le système respiratoire, de la manière suivante, qui indique la succession dans l'ordre d'apparition des phénomènes :

1° Ralentissement de la respiration en général ;

2° Production d'une pause préinspiratoire ;

3° Inspiration en deux temps, qui se présente tantôt sous la forme d'une inspiration brusque suivie d'un spasme inspiratoire, tantôt sous celle d'une inspiration brusque suivie d'une seconde inspiration à ascension saccadée et séparée de la première par une expiration incomplète plus ou moins faible.

Ces deux variétés de types peuvent alterner entre elles à plusieurs reprises ;

4° Insuffisance du mouvement diaphragmatique et dédoublement de la respiration très net. L'abdomen présente alors un mouvement inspiratoire faible, dû au diaphragme, et un mouvement expiratoire; puis le thorax à son tour exécute ces deux mouvements. Le mouvement thoracique peut coïncider avec le relâchement complet du diaphragme ou bien se produire au moment où ce dernier est encore contracté.

5° Arrêt des mouvements diaphragmatiques, suivi rapidement de l'arrêt des mouvements des muscles respiratoires thoraco-abdominaux.

Nous avons en outre pris des courbes phrénographiques chez des lapins trachéotomisés, qui respiraient en même temps dans un bocal de P. Bert d'environ 10-12 litres de contenu, en rapport avec un tambour inscripteur de Marey. Ce procédé a l'inconvénient de rendre impossible un tracé pneumographique prolongé continu; il renseigne cependant sur la manière de respirer de l'animal en observation, à un certain moment donné.

Le tracé phrénographique rentre complètement dans le schéma donné plus haut.

De la courbe pneumographique donnée directement par l'air entrant et sortant des poumons de l'animal en expérimentation, on peut conclure que :

1° Normalement l'inspiration est brusque, l'expiration présente un petit crochet. Les deux actes sont à peu près de même durée. Il y a un très court arrêt avant l'inspiration;

2° Les modifications ne se font sentir que 6-8 minutes après injection du toxique. Elles portent d'abord sur l'expiration plus manifestement que sur l'inspiration;

Les deux temps sont un peu prolongés.

3° Plus tard, l'expiration est fortement prolongée. La pause préinspiratoire se prolonge aussi et dépasse la durée de l'inspiration et de l'expiration réunies;

4° Ensuite, l'inspiration se fait en deux temps, la seconde partie de l'inspiration est précédée d'un petit mouvement expiratoire;

5° Enfin, l'irrégularité est très forte, puis l'inspiration et l'expiration redeviennent simples, petites, espacées et s'arrêtent.

Ce procédé ne nous renseignant que sur l'air entrant et sortant réellement du thorax de l'animal, il est évident qu'on ne peut remarquer des contractions diaphragmatiques anéanties par des mouvements contraires de la paroi thoraco-abdominale. Cette courbe nous montre encore une fois le manque de coordination des mouvements respiratoires, qui existe à une certaine période de l'intoxication, pendant laquelle, malgré les efforts violents de l'animal, le travail respiratoire efficace est minime, les efforts agissant en sens contraire les uns des autres, et n'aboutissant pas au but.

La méthode pneumographique de Heidenhain confirme ces résultats. Le lapin, préalablement muni d'une canule trachéale, respire l'air libre à travers une branche d'un tube en T, tandis que la seconde branche du même tube est en rapport avec un tambour enregistreur de Marey. A chaque inspiration l'air renfermé dans le tambour de Marey est raréfié; il est comprimé pendant l'expiration. Le stylet enregistreur suit donc fidèlement les oscillations de la densité de l'air dans l'arbre respiratoire. Nous assistons à la même modification de la respiration qu'avec les autres procédés.

Nous avons fait des essais comparatifs pour déterminer si l'atropine injectée préalablement ou à une période déjà avancée de l'intoxication gelséminique modifierait l'influence du toxique sur le système respiratoire.

Dans ce but nous avons expérimenté sur des chiens et des lapins.

Chez le lapin toutes nos expériences sont absolument concordantes.

Voici deux exemples typiques parmi notre série d'observations:

Expérience III.

Lapin de 1700 gr. Injection hypodermique de 0 gr. 001 de chlorhydrate de gelséminine amorphe; mort après 41 minutes par arrêt de la respiration.

4h 35′ Le lapin est muni des pelotes du pneumographe Marey.

Expérience IV.

Lapin de 1790 gr. Injection hypodermique de 0 gr. 025 de sulfate d'atropine; injection hyp. de 0 gr. 00106 de chlorhydrate de gelséminine amorphe; mort après 41 minutes par arrêt de la respiration.

5h 40′ On applique sur la base du thorax de l'animal les pelotes du pneumographe.

4^h 40′ Tracé normal :

Respirations : 72 par minute. La durée de l'inspiration représente les deux tiers, celle de l'expiration le tiers de chacune des respirations.

4^h 46′ On injecte sous la peau, entre les omoplates, 1 cc. d'une solution à 1 $^0/_{00}$ de chlorhydrate de gelséminine amorphe, soit 0 gr. 001 de sel.

6 minutes après injection :

R. 104. La forme du tracé n'a pas changé.

Après 9′. R. 96. Forme du tracé identique.

Après 14′. Animal inquiet; cherche à fuir, bouge beaucoup. R. 90.

Après 19′. Tremblement, puis secousses cloniques de la tête et de la partie antérieure du tronc. L'animal se tient moins bien, incline la tête en avant. R. 61. L'inspiration fortement prolongée représente les $^6/_7$, l'expiration brusque le $^1/_7$ d'un mouvement respiratoire. Pause préinspiratoire marquée.

Après 24′. L'animal glisse sur ses pattes antérieures, pose le

5^h 42′ Tracé normal :

Respirations : 120 par minute. La durée de l'inspiration représente les deux tiers, celle de l'expiration le tiers de chacune des respirations.

5^h 44′. Injection sous-cutanée de 0 gr. 025 de sulfate d'atropine.

5^h 46′ R. 86; inspiration un peu prolongée.

5^h 49′. Injection hypodermique de 0 gr. 00106 de chlorhydrate de gelséminine amorphe (0,001 : 1700 gr.).

6 minutes après l'injection de gelséminine :

R. 67. La forme du tracé est restée la même.

Après 13′. L'animal ne tient pas en place; inquiet, il regarde autour de lui, veut fuir; s'agite beaucoup. R. 94. L'inspiration représente les $^3/_4$, l'expiration le $^1/_4$ du mouvement de respiration.

Après 21′. L'inquiétude augmente; par moment le lapin renvoie brusquement sa tête vers la nuque. Petites secousses et tremblement de la partie antérieure de l'animal. Des frissons parcourent tout l'animal. R. 88. La durée de l'inspiration représente les $^3/_4$, celle de l'expiration le $^1/_4$ de chacune des respirations.

Après 25′. Affaiblissement musculaire portant surtout sur

museau sur la table. Angoisse, dyspnée. Petits mouvements convulsifs de la partie antérieure du corps qui rejettent la tête vers le dos. Après chaque secousse la tête retombe lourdement sur la table. R. 60-70. Pause préinspiratoire très longue. Inspiration lente, expiration brève.

l'avant-train. L'animal glisse sur ses pattes antérieures, le nez à terre; puis d'une secousse il relève la tête violemment. Les narines battent fortement. R. 108; irrégulières. Pause préinspiratoire accusée. Inspiration lente, expiration brève.

Après 28′. La dyspnée s'accentue. Battement des narines, cyanose du museau. Tremblement des oreilles et de la tête. La faiblesse musculaire augmente, surtout dans l'avant-train. La sensibilité est intacte, plutôt exagérée. R. 90-100, assez irrégulière. Inspiration brusque, plateau inspiratoire avec petites oscillations, expiration brusque; pas de pause préinspiratoire.

Après 31′. La faiblesse fait des progrès. Les secousses cloniques augmentent de nombre et d'intensité. La tête repose à terre sur l'une des joues. Tremblement continuel de la tête. Sensibilité conservée. R. 80; irrégulières. L'inspiration se fait d'une manière saccadée. Pause préinspiratoire très longue.

Après 32′. Mouvements respiratoires des narines très forts. Convulsions générales. Le train postérieur est en position normale, les pattes antérieures sont écartées, le thorax et la tête reposent sur la table. Subitement une crise convulsive fait dresser le lapin sur ses pattes postérieures, qui restent plus ou moins immobiles. La tête est renversée vers le dos (tendance à l'opisthotonos), elle exécute des mouvements désordonnés, les pattes antérieures se débattent en l'air,

Après 35′. Attitude normale du train postérieur. Le thorax, incliné en avant, touche la table par le sternum. La tête repose à terre, sur une joue. Pattes antérieures en abduction. Battement très violent des ailes du nez. Cyanose du museau. Par moment une crise convulsive, relevant le thorax et les pattes antérieures en l'air, imprime un mouvement de recul à tout l'animal. Puis tout l'avant-train retombe lourdement sur la table. Petites secousses fibrillaires dans les muscles du cou.

puis tout l'avant-train retombe comme une masse sur la table; petites secousses fibrillaires dans les muscles de la partie antérieure du corps. Les convulsions se répètent de plus en plus fréquemment et font reculer l'animal.

R. 80-90 irrégulières. Inspiration très brusque, plateau de spasme inspiratoire plus ou moins ondulé, expiration brusque. Pas de pause entre deux respirations.

Après 37′. Animal sur le flanc. Respiration irrégulière, lente, souvent en deux temps (abdominale-diaphragmatique et thoracique). Convulsions très fréquentes. Tête en opisthotonos. Sensibilité intacte.

Après 39′. Dyspnée augmente. Convulsions rares et faibles.

Après 41′. Arrêt de la respiration, mort sans convulsions finales.

R. 110 environ, irrégulières. Inspiration tantôt en plusieurs temps, tantôt unique et brève, le plateau inspiratoire n'existe pas toujours. Expiration plutôt lente. Pas de pause préinspiratoire.

Après 38′. L'animal tombe sur le flanc droit. Convulsions fréquentes, moins violentes. La tête a une tendance à l'opisthotonos. Sensibilité normale. Cornée sensible.

Apres 40′. Respiration rare, souvent en deux temps (abdominale, puis thoracique). Les convulsions diminuent.

Après 41′. Arrêt de la respiration suivi bientôt de l'arrêt du cœur. Mort sans convulsions.

A quelques détails près, nous avons dans ces deux expériences le même tableau et la même survie.

Dans d'autres cas, nous avons fait préalablement une injection intraveineuse d'atropine, jusqu'à 0 gr. 07 par kilogramme de lapin, sans pouvoir modifier l'intoxication ni prolonger la vie de l'animal

On connaît la tolérance remarquable du lapin pour l'alcaloïde de la belladone ; nos doses n'ont pas même provoqué de mydriase. Nous avons donc essayé d'administrer l'atropine d'une autre manière, pour agir, si possible, directement sur le bulbe. Et dans ce but nous avons injecté l'atropine directement dans la masse cérébrale.

Voici une de nos observations :

Expérience V.

Lapin de 2110 gr. Trépanation ; injection intracérébrale de 0 gr. 001 de sulfate d'atropine. Mydriase, convulsions, parésie des pattes antérieures, rétablissement.

2^{h} Le lapin est fixé sur le ventre et les pelotes du pneumographe de Marey sont fixées contre la base du thorax.

Au repos : respirations, 75 par minute. L'inspiration représente à peu près les $^{2}/_{3}$, l'expiration le $^{1}/_{3}$ de la durée d'une respiration.

2^{h} 15′ Trépanation à l'angle antéro-supérieur de l'os pariétal gauche.

2^{h} 25′ On injecte dans le cerveau, à 3 $^{m}/^{m}$ de profondeur, deux gouttes d'une solution à 1 $^{o}/_{0}$ de sulfate d'atropine, soit 0 gr. 001 de sel.

Après 5′ Dilatation pupillaire marquée, faiblesse des pattes antérieures, respiration sans changement notable.

id. 11′ Respirations, 83 par minute ; inspiration un peu saccadée, petit plateau inspiratoire.

id. 14′ Epilepsie jacksonnienne de la moitié droite de la face ; déviation de la tête à droite. Le corps contracturé s'incurve sur la droite ; puis surviennent des contractions convulsives de la nuque et de la partie antérieure du tronc.

id. 16′ Les accès d'épilepsie jacksonnienne se répètent. Respiration irrégulière, plateau inspiratoire. Inspiration saccadée.

Après 20′ Nombreuses crises d'épilepsie jacksonnienne. Respiration fréquente.

id. 27′ Contracture du côté droit par moment.

id. 35′ Mouvements de manège à droite, puis à gauche, alternant plus ou moins régulièrement.

id. 44′ Parésie des pattes antérieures.

id. 60′ Animal affaissé, respiration petite, rapide, régulière. Les mouvements spontanés sont rares, mais s'exécutent assez normalement.

id. 100′ La motilité se rapproche de la normale. Faible tremblement; 95 respirations par minute.

id. 120′ L'animal exécute peu de mouvements, mais tremble de tout le corps. Respirations, 94 par minute; petite pause préinspiratoire, inspiration prolongée, expiration brève.

id. 140′ Animal tranquille, mouvements à peu près normaux. Respirations, 73 par minute; expiration saccadée, inspiration égale à l'expiration comme durée.

id. 160′ Animal tranquille; respirations, 60 par minute; inspiration longue, expiration brève.

id. 180′ Paraît normal. La respiration reste ralentie, 51 par minute, égale, régulière du type normal. La mydriase persiste.

Lendemain. L'animal paraît normal, la mydriase a disparu.

Après avoir ainsi établi que l'atropine, tout en affectant profondément l'organisme du lapin, n'est pas mortelle à cette dose, nous avons traité de la même manière un lapin de 1700 gr., auquel nous avons ensuite administré par voie hypodermique 0 gr. 001 de chlorhydrate de gelséminine amorphe.

La mort survint après 22 minutes, avec les modifications respiratoires habituelles. Nous n'avons donc obtenu que la moitié environ de la survie ordinairement observée. On peut en conclure que chez le lapin l'atropine appliquée de n'importe quelle manière n'atténue aucunement les effets de la gelsémine amorphe.

Il en est tout autrement chez le chien. Nous entrerons plus tard dans les détails de quelques-unes de ces expériences. Contentons-nous de citer leurs résultats dans les grandes lignes.

Résumé de l'expérience XI[1].

Chien de 9200 gr.

1° Injection intraartérielle de 0 gr. 001 de chlorhydrate de gelséminine amorphe (0,05 cc. d'une solution à 2 %) :

D'abord faible accélération, puis ralentissement de la respiration.

2° Trois minutes après, seconde injection de 0 gr. 002 du même sel :

Ralentissement de la respiration plus accentué.

3° Six minutes après la première injection, troisième injection intraartérielle de 0 gr. 002 de chlorhydrate de gelséminine amorphe :

Ralentissement, puis arrêt de la respiration.

Mort 15 minutes après la première injection.

Expérience VI (résumé).

Chien de 16,300 gr.

1° Injection intraartérielle de 0 gr. 01 de sulfate d'atropine.

2° Injection intraveineuse (bout central de la veine saphène droite) de 0 gr. 005 de chlorhydrate de gelséminine amorphe :

Respiration ralentie.

3° 14 minutes après la première injection de gelséminine, une seconde injection de 0 gr. 005 du même sel :

Ralentissement faible de la respiration.

4° 44 minutes après la première injection de gelséminine, troisième injection de 0 gr. 010 de chlorhydrate de gelséminine amorphe :

La respiration ne subit d'abord pas de changement; puis forte accélération due au début de l'asphyxie.

[1] Voir page 83.

Arrêt définitif de la respiration 97 minutes après la première, 53 minutes après la dernière injection de gelséminine.

Donc :

Un chien de 9200 gr. est tué par 0 gr. 005 de chlorhydrate de gelséminine amorphe en 15 minutes;

Un chien de 16,300 gr., qui a reçu 0 gr. 01 de sulfate d'atropine, meurt 53 minutes après une injection de 0 gr. 020 de chlorhydrate de gelséminine amorphe.

Nos autres expériences faites dans des conditions semblables nous montrent toutes l'atropine prolongeant, souvent d'une manière encore plus marquée, la survie des chiens.

Cette notable différence de résistance de deux espèces animales ne nous surprend pas. Nous savons, en effet, que l'atropine agit autrement sur le lapin que sur le chien, et que la différence de son action a été interprétée diversement par les auteurs. En outre, il est connu que la fonction du pneumogastrique à l'état normal n'est pas la même chez le chien (où existe un tonus constant) et chez le lapin (absence de tonus). Mais cela n'explique pas absolument l'antagonisme plus ou moins prononcé de l'atropine et de la gelséminine amorphe chez le chien, et l'absence totale de tout antagonisme pareil chez le lapin. Nous nous bornons à constater le fait, sans vouloir émettre une opinion, qui à notre avis ne peut s'appuyer que sur des vues d'esprit et non pas sur des faits.

Nous avons aussi fait des expériences avec le pneumographe et le phrénographe sur des lapins, auxquels, avant l'injection de la gelséminine amorphe, on avait sectionné les deux nerfs vagues.

On connaît le type respiratoire d'un lapin après section des nerfs pneumogastriques. Nos lapins le présentaient fidèlement. L'injection ultérieure de gelséminine amorphe a transformé en peu de temps le tracé primitif en celui qui nous est connu par les études qui précèdent.

A un degré un peu avancé de l'intoxication gelséminique, il est impossible de distinguer si le tracé est pris sur un lapin intact ou sur un animal dont les vagues sont sectionnés.

Nous retrouvons tous nos stades, et dans le même ordre. La survie est la même.

Il paraît donc démontré que la section de la dixième paire n'influence en rien la marche de l'intoxication par la gelséminine amorphe.

§ 3. Action sur la circulation.

A. Chez les animaux a sang froid.

La gelséminine amorphe arrête le cœur en diastole.

Après injection sous-cutanée d'une dose suffisante de gelséminine amorphe, de 0 gr. 001 à peu près pour 10 gr. de grenouille, on observe constamment l'arrêt du cœur en diastole, après un laps de temps plus ou moins long, variant de 4 à 48 heures. Une plus forte dose, 2-3 milligrammes pour 10 gr. d'animal, arrive à produire le même effet après 2-4 heures déjà.

Avant l'arrêt, on remarque un ralentissement graduel, portant en premier lieu sur le ventricule. Une instillation directe du toxique dans le sac péricardique est suivie des mêmes effets.

Pour examiner de près ce phénomène, nous avons eu recours à l'appareil de Williams. Tantôt nous avons fait plonger le cœur, fixé à l'appareil, dans une solution de chlorhydrate de gelséminine amorphe à différentes concentrations, tantôt, tandis que le cœur plongeait dans une solution physiologique de chlorure de sodium ou dans du sang de bœuf défibriné, nous avons injecté dans la canule qui conduit au cœur une certaine quantité du toxique.

En opérant sur des grenouilles, nous avons eu des résultats constants.

Expérience VII.

Grenouille rousse; le cœur, fixé à l'appareil Williams, plonge dans une solution étendue de chlorhydrate de gelséminine amorphe. Arrêt du cœur en diastole.

5 heures. On fixe le cœur d'une grenouille rousse vigoureuse, de 25 gr. à peu près, à l'appareil Williams; celui-ci renferme une solution de chlorure de sodium à 5 $^0/_{00}$; le cœur plonge dans une capsule renfermant la même solution.

Après avoir réglé convenablement la pression, on obtient un tracé très régulier.

Heure.	Nombre des révolutions cardiaques en 30''.	Amplitude des contractions en mm.	Observations.
5h 30'	13	7	Contractions égales, régulières.
42'	13	7	id.
44'			On ajoute 10 gouttes d'une solution de chlorhydrate de gelséminine amorphe à 1 $^0/_0$ à la solution physiologique dans laquelle plonge le cœur.
45'	13	6,5	La forme des contractions ne change pas.
46'	12,2	5,5	id.
51'	10,6	4,5	id.
52'	10	4	id.
53'	9,2	3,5	Diastoles prolongées.
54'	8,7	3	id.
55'	8,2	2,5	id.
56'	7,8	2,3	id.
57'	7,7	2	id.
58'	7,3	2	id.
59'	7,2	1,5	id.
6h	7	1,5	id.
1'	6,8	1,4	Diastoles très prolongées.
2'	6,4	1,4	

Heure.	Nombre des révolutions cardiaques en 30″.	Amplitude des contractions en mm.	Observations.
6ʰ 3′-4′	0		Aucune systole.
4′			On sort le cœur de la solution de gelséminine amorphe et on le lave avec une solution physiologique de NaCl.
5′-6′			Arrêt complet en diastole. On malaxe le cœur entre deux doigts.
6′30″			Le cœur recommence à battre.
7′	6,4	1	Les contractions présentent le type normal.
6ʰ 8′	6,4	1,5	On replonge le cœur dans la solution de gelséminine.
10′	6,6	2	Les contractions sont normales.
15′	6	1,8	La diastole se prolonge.
19′	6	0,5	id.
20′	0		Arrêt complet en diastole. Une excitation mécanique du cœur produit une seule contraction.
25′	0		La diastole persiste. L'excitation mécanique du cœur n'est suivie d'aucun résultat. Cœur immobile, inexcitable.

Expérience VIII.

Grenouille rousse. Cœur fixé à l'appareil Williams renfermant NaCl 6 °/₀₀. Injection dans la circulation artificielle de 0 gr. 0005 de chlorhydrate de gelséminine amorphe. Arrêt du cœur en diastole.

Heure.	Nombre des révolutions cardiaques en 30″	Amplitude des contractions en mm.	Observations.
3ʰ 30′	14	2,5	Contractions régulières.
32′	14	2,5	On injecte dans la canule qui conduit au cœur 0 gr. 0005 de chlorhydrate de gelséminine amorphe dissous dans 0,25 cc. d'eau.

Heure.	Nombre des révolutions. cardiaques. en 30″.	Amplitude des contractions en mm.	Observations.
3h 32′30″	16	2,5	Contractions régulières.
33′		1,5	
33′20″			Légères ondulations, peu régulières.
33′30″			Arrêt du cœur en diastole. La compression digitale du cœur et l'excitation mécanique restent sans effet. Le cœur est arrêté définitivement en diastole, inexcitable.

Donc à une dose suffisante le cœur est arrêté rapidement en diastole, et reste inexcitable mécaniquement.

De nombreuses expériences semblables nous ont toujours fourni le même résultat.

Il n'en est pas de même quand on opère avec des doses moindres.

Si l'on injecte dans la circulation artificielle 0. gr. 0001 à 0,0002 de chlorhydrate de gelséminine amorphe, on observe bien une diminution du nombre des révolutions cardiaques, un prolongement de la diastole, mais l'arrêt complet du cœur manque. Dans ces cas on peut observer quelquefois une contraction bigéminée qui dure très longtemps.

Si l'on injecte le poison par petites doses successives, le cœur résiste beaucoup plus longtemps à l'action de la gelséminine, mais il finit par s'arrêter.

L'observation suivante est très caractéristique.

Expérience IX.

Le cœur d'une grenouille rousse est fixé à l'appareil Williams, qui enferme une solution de chlorure de sodium à 6 $^{0}/_{00}$. Le cœur plonge dans une capsule remplie de la même solution.

Heure.	Nombre des révolutions cardiaques en 30″.	Amplitude en mm.	Observations.
2h 1′	15	3	Contractions régulières, égales.
3′	13	3	id.
3′30″	13	3	Injection dans la canule qui conduit au cœur de 0 gr. 0001 de chlorhydrate de gelséminine amorphe dans 0,25 cc. d'eau.
4′30″	11	3	La diastole est prolongée.
5′10″	9	3	id.
5′50″			Injection eodem loco de 0 gr. 0002 de chlorhydrate de gelséminine amorphe dans 0,25 cc. d'eau.
6′30″	5	4	Renforcement des systoles.
10′	5,5	4	Diastoles très allongées.
11′			Injection de 0 gr. 0002 de chlorhydrate de gelséminine amorphe dans 0,25 cc. d'eau.
12′	5	4,5	Les diastoles sont très longues.
13′	4,5	4,5	id.
14′30″			Injection de 0 gr. 0005 de chlorhydrate de gelséminine amorphe dans 0,25 cc. d'eau.
15′30″	4	3,5	Diastoles très prolongées.
17′30″	2,5	5	id.
19′	3		L'amplitude varie entre 2,5 et 6 m/m.
20′			Injection de 0 gr. 001 de chlorhydrate de gelséminine amorphe dans 0,25 cc. d'eau.
20′20″			Il se produit deux faibles systoles puis un arrêt en diastole incomplète. Le cœur présente des contractions fibrillaires. Une légère compression entre deux doigts fait de nouveau battre le cœur, d'abord lentement, puis

Heure.	Nombre des révolutions cardiaques en 30″.	Amplitude en mm.	Observations.
2h 26′30″	3,5	7	Contractions vigoureuses, régulières.
27′30″			Injection de 0 gr. 002 de chlorhydrate de gelséminine amorphe dans 0,25 cc. d'eau.
28′			Arrêt du cœur en diastole. L'excitation mécanique et la compression, restent sans aucun résultat.

Donc après avoir atteint le cœur, mais sans l'arrêter, la gelséminine amorphe n'agit plus qu'à hautes doses ; à un certain moment même les contractions sont renforcées, cependant toujours aux dépens de leur nombre.

Ajoutons que l'arrêt du cœur ne peut tenir à une distension par injection directe d'une certaine quantité de liquide dans le cœur. Nous avons toujours fait nos injections d'une manière très prudente et après la systole. La quantité injectée n'a jamais dépassé 0,25 cc. D'ailleurs nous avons institué des expériences de contrôle, en injectant jusqu'à 0,50 cc. et 1,0 cc. de solution de chlorure de sodium à 6 $^0/_{00}$ dans le cœur. Nous n'avons jamais produit ni l'arrêt du cœur ni le prolongement caractéristique de la diastole. Sauf quelques petites irrégularités temporaires, dues probablement à la vitesse trop grande de l'injection, il ne nous a pas été donné d'observer la moindre modification du rythme cardiaque.

Ces mêmes expériences ont été répétées sur le cœur de la tortue (testudo græca), qui convient très bien à ce genre d'études. Les résultats sont absolument identiques, le cœur se ralentit, les diastoles se prolongent et finalement après une série de contractions fibrillaires le cœur s'arrête en diastole. Ni l'excitation mécanique, ni l'immersion dans une infusion de muguet ne sont capables de ramener la moindre systole.

Nous parlerons plus tard de l'action de la gelséminine amorphe sur les nerfs du cœur.

De tout ce qui précède, on peut conclure que la gelséminine amorphe a une action directe sur le muscle cardiaque même, ou sur les ganglions excito-moteurs, et qu'elle finit par produire la paralysie du cœur.

B. Chez les animaux a sang chaud.

La gelséminine amorphe excerce sur le cœur une action paralysante très tardive.

Commençons par citer quelques-unes de nos expériences :

Expérience X.

Lapin de 1430 gr. Injection intraveineuse de 0 gr. 0025 de chlorhydrate de gelséminine amorphe, arrêt de la respiration, pas de paralysie du cœur.

Après avoir trachéotomisé l'animal on met la carotide droite en rapport avec le kymographion de Ludwig, qui inscrit la pression sanguine sur un papier sans fin.

Heure.	Pression sanguine en mm. de Hg.	Observations.
4^h 40′	112	
44′	110	
45′		On injecte dans le bout central de la veine jugulaire droite 0 gr. 0005 de chlorhydrate de gelséminine amorphe dans 1 cc. d'eau.
46′	106	
48′	110	
49′		Injection intraveineuse de 0 gr. 0005 de chlorhydrate de gelséminine amorphe dans 1 cc. d'eau.
49′30″		Respiration ralentie, pénible.

Heure.	Pression sanguine en mm. de Hg.	Observations.
50′	112	Dyspnée.
51′	132	Convulsions.
53′	108	Injection intraveineuse de 0 gr. 0005 de chlorhydrate de gelséminine amorphe dans 1 cc. d'eau.
54′		Dyspnée forte, les convulsions se multiplient.
56′	112	Injection de 0 gr. 0005 de chlorh. de gelséminine amorphe dans 1 cc. d'eau.
58′	114	Dyspnée forte.
5h 1′	120	Convulsions fréquentes.
4′	104	id.
7′	104	Convulsions subintrantes ; respiration haletante, lente.
8′		Injection de 0 gr. 0005 de chlorh. de gelséminine amorphe dans 1 cc. d'eau.
12′	110	La dyspnée augmente, exophthalmos.
13′	104	id.
14′	102	id.
15′	94	Convulsions violentes de l'asphyxie. L'animal est agonisant, on établit la respiration artificielle. L'exophthalmos et les convulsions disparaissent.
18′	120	On arrête la respiration artificielle.
19′	114	Faible respiration spontanée, saccadée. Convulsions pendant lesquelles la pression monte à 134 mm.
20′	74	On rétablit la respiration artificielle.
21′	120	Arrêt de la respiration artificielle.
24′	60	Convulsions, asphyxie avancée. Rétablissement de la respiration artificielle.
25′	102	
28′	102	On arrête la respiration artificielle.
29′	94	On rétablit la respiration artificielle.
31′	102	On arrête la respiration artificielle.

Heure.	Pression sanguine en mm. de Hg.	Observations.
5h 32′		Convulsions pendant lesquelles la pression monte à 140 mm.
33′	90	Apnée.
34′	28	Apnée. On rétablit la respiration artificielle.
35′	118	On arrête la respiration artificielle.
36′	95	Convulsions.
37′	72	Apnée, convulsions.
38′	32	Apnée, convulsions plus faibles.
40′	14	id.
40′30″	10	On rétablit la respiration artificielle.
42′	38	
44′	104	On arrête la respiration artificielle.
46′	40	Apnée, convulsions.
47′	16	Apnée, convulsions faibles.
48′	10	Apnée, convulsions minimes.
49′	8	id.
50′	6	Apnée, convulsions arrêtées.
52′	3	id.
55′	0	Mort sans convulsions.

Le lapin a donc reçu, en tout, 0 gr. 0025 de chlorhydrate de gelséminine amorphe, et la pression a suivi fidèlement l'état de la respiration. Même quand la pression était tombée à 10 mm. de mercure, le rétablissement de la respiration artificielle l'a fait remonter à son chiffre normal en peu de temps, et cela à plusieurs reprises. Le cœur a toujours retrouvé sa vigueur antérieure.

Chez le chien, nous avons observé ce qui suit :

Expérience XI[1].

Chien de 9200 gr. Injection intraartérielle de 0 gr. 005 de chlorhydrate de gelséminine amorphe; mort par arrêt de la respiration.

Anesthésie au chloroforme. On met la carotide droite en rapport avec le kymographion de Ludwig. On place une canule à injection dans le bout central de l'artère fémorale droite.

Heure.	Pression sanguine en mm. de Hg.	Nombre des respirations par minute.	Nombre des pulsations par minute.	Observations.
4h 17′	122			Le chien s'agite, étant mal endormi.
26′	112			
28′	120			id.
45′	132	39	147	Le chien est bien endormi.
4h 46′				Injection intraartérielle de 0 gr. 001 de chorhydrate de gelséminine amorphe.
47′	122	51	168	
48′	124	48	174	
49′				Injection de 0 gr. 002 de chlorhydrate de gelséminine amorphe.
50′	98	45	177	
51′	116	36	174	
52′	120	31	168	
52′20″				Injection de 0 gr. 002 de chlorydrate de gelséminine amorphe.
53′	112	22	159	
54′	124	17	156	Dyspnée.
56′	126	14	141	Id.
57′	120	11	141	Convulsions d'asphyxie.
58′	90	6-8		Apnée presque absolue.
58′40″				On établit la respiration artificielle.

[1] Le résumé de cette expérience a été donné page 72.

Heure.	Pression sanguine en mm. de Hg.	Nombre des respirations par minute.	Nombre des pulsations par minute.	Observations.
5h 1′	124		114	
3′				On interrompt la respiration artificielle.
5′	24	3-4		Les pulsations sont incomptables.
5′20″				On établit la respiration artificielle.
6′	164		Incomptables	On arrête la respiration artificielle.
7′	14	0	id.	
8′	6	0	0	
9′	0	0	0	Mort.

Nous voyons donc que l'affaiblissement du cœur est, chez les mammifères, consécutif aux troubles de la respiration, et que ceux-ci amènent la mort de l'animal dans un laps de temps trop court pour qu'on puisse constater une influence directe du toxique sur le cœur.

Nous avons vu qu'une injection préalable d'atropine prolonge la survie des chiens intoxiqués par la gelséminine amorphe. Etudions ce qui se passe chez un animal ainsi préparé :

Expérience XII.

Chien basset de 9400 gr. Anesthésie au chloroforme. La carotide droite est mise en rapport avec le kymographion de Ludwig.

Heure.	Pression sanguine en mm. de Hg.	Respirations par minute.	Pulsations par minute.	Observations.
3h37′	164	18	114	Chien mal endormi. On administre du chloroforme.
4h02′	126	24	123	
12′	116	28	114	

Heure.	Pression sanguine en mm. de Hg.	Respirations par minute.	Pulsations par minute.	Observations.
4h14'-18'				Injection intraveineuse (en deux fois) de 0 gr. 01 de sulfate d'atropine.
24'	112	22	102	
34'	112	21	102	
46'	132	13	108	
56'	140	18	108	
5h 1'				Injection intraveineuse de 0 gr. 005 de chlorhydrate de gelséminine amorphe.
5'	114	13	87	
10'	112	13	84	
11'				Injection de 0 gr. 005 de chlorhydrate de gelséminine amorphe.
13'	94	13	78	
17'	72	11	75	
18'				Injection de 0 gr. 005 de chlorhydrate de gelséminine amorphe.
19'	76	12	75	
21'				Injection de 0 gr. 005 de chlorhydrate de gelséminine amorphe.
22'	66	11	72	
24'				Injection de 0 gr. 020 de chlorhydrate de gelséminine amorphe.
25'	60	10	72	
28'	28	12	75	
31'	36			Injection de 0 gr. 020 de chlorhydrate de gelséminine amorphe.
33'	42	12	75	
36'	30	10	84	
37'				Injection de 0 gr. 01 de sulfate d'atropine.
38'	40	9	93	
40'	54	10	123	
42'	44	10	99	

Heure.	Pression sanguine en mm. de Hg.	Respirations par minute.	Pulsations par minute.	Observations.
5h43′				Injection de 0 gr. 040 de chlorhydrate de gelséminine amorphe.
44′	36	9	78	
47′	40	Incomptables	78	
48′				Injection de 0 gr. 01 de sulfate d'atropine.
49′	44	0	91	
51′	24	0	84	
52′	8	0	0	
54′	0	0	0	Mort.

Nous constatons ici que, si la gelséminine est employée dans des conditions telles qu'elle puisse agir suffisamment longtemps, elle finit par influencer le cœur, car la pression, à la longue, ne marche plus complètement de pair avec la respiration. A un certain moment, elle baisse plus vite que la respiration ne se ralentit.

Dans d'autres expériences semblables nous avons même pu constater l'apparition tardive de quelques mouvements respiratoires isolés au moment où le cœur était déjà définitivement arrêté.

L'expérience suivante nous semble intéressante à publier ici.

Expérience XIII.

Chien de 21 kilos; anesthésié au chloroforme, la carotide droite est mise en rapport avec le kymographion de Ludwig.

Heure.	Pression en mm. de Hg.	Respirations par minute.	Pulsations par minute.	Observations.
4h 26′	142	12	153	
41′	136	15	129	
43′				Injection intraveineuse de 0 gr. 005 de sulfate d'atropine.

Heure.	Pression en mm. de Hg.	Respirations par minute.	Pulsations par minute.	Observations.
4h 56′	126	14	195	
5h 14′	132	13	189	
30′-46″				Injection de 0,02 de sulfate d'atropine en quatre fois.
48′	146	8,5	204	
49′				Injection de 0 gr. 02 de chlorhydrate de morphine.
51′	34	15	177	
56′	114	15	180	
6h 3′	126	10,5	195	
4′				Injection de 0 gr. 04 de chlorhydrate de morphine.
7′	76	12	180	
15′	110	12	180	
18′	114	12	183	
19′				Injection de 0 gr. 005 de chlorhydrate de gelséminine amorphe.
21′	114	11,5	180	
22′				Injection de 0,015 de chl. de gels. am.
23′	84	12,5	177	
25′	101	12,5	174	
26′				Injection de 0,020 de chl. de gels. am.
27′	84	12,5	168	
28′	98	12,5	165	
28′30″				Injection de 0,020 de chl. de gels. am.
29′	80	13	165	
37′	94	12,5	165	
41′	84	12,5	150	
55′	92	12	147	
7h	90	10	138	
1′				Injection de 0,040 de chl. de gels. am,
4′	84	10,5	132	

Heure.	Pression en mm. de Hg.	Respirations par minute.	Pulsations par minute.	Observations.
7h 5′				Injection de 0,030 de chl. de gels. am.
6′	70	11,5	132	
9′	76	9,5	132	Le chien respire très régulièrement. Il présente un tremblement continu de la tête; l'animal est sacrifié.

Cette expérience curieuse, qui nous a permis d'obtenir une longue survie après des doses énormes, montre qu'après chaque injection de gelséminine amorphe la pression diminue rapidement, remonte après un certain temps, sans atteindre le chiffre antérieur, sans que la respiration baisse parallèlement. Cela confirme notre opinion sur l'action que la gelséminine exerce sur l'organe central de la circulation. Elle l'influencerait directement, mais lentement. En sorte que dans les conditions ordinaires la dépression cardiaque consécutive à la dépression respiratoire domine la scène; et ce n'est que par des moyens indirects qu'on peut faire apparaître l'action exacte du toxique.

Nous regrettons à ce point de vue de n'avoir pas eu à notre disposition, en temps utile, l'appareil de Joh. Bock, tout en nous réservant de reprendre la question ultérieurement.

§ 4. Action sur le système nerveux.

A. Chez les animaux a sang froid.

a) Motilité.

La gelséminine amorphe paralyse les centres nerveux et le tronc des nerfs moteurs.

Dans notre description des effets généraux de la gelséminine amorphe nous avons déjà mentionné les troubles de la motilité que l'on peut résumer comme suit :

1° tremblement de la partie antérieure du corps et un peu d'incoordination des mouvements;

2° diminution puis disparition des mouvements volontaires;

3° parésie musculaire, paralysie, flaccidité.

L'arrêt des mouvements volontaires s'observe avant la disparition des mouvements réflexes en général; les mouvements respiratoires par contre disparaissent les premiers.

Quelle est la cause de ces troubles moteurs?

Nous avons examiné l'excitabilité nerveuse et musculaire à des degrés d'intoxication divers, et trouvé que longtemps après disparition de tout mouvement volontaire, la faradisation des nerfs produit un tétanos normal.

Plus tard, le tétanos devient incomplet; enfin, il arrive un moment où une forte irritation des nerfs ne produit plus de contraction musculaire, tandis que si l'on applique les rhéophores directement sur le muscle on provoque encore une contraction violente.

Les nerfs sont donc inexcitables par le courant faradique à un moment où les muscles ont conservé leur contractilité normale.

Le principe toxique agit-il sur la partie motrice de la moelle, sur le tronc des nerfs moteurs ou sur leurs extrémités intramusculaires? Pour déterminer cette localisation, nous avons institué plusieurs séries d'expériences.

Une première série prouve qu'il doit y avoir contact direct du toxique et du système nerveux moteur pour que l'effet paralysant soit visible.

Expérience XIV.

Grenouille rousse de 30 gr. Opération de Cl. Bernard sur tout l'arrière-train; injection dans le péritoine de 0 gr. 0075 de chlorhydrate de gelséminine amorphe; mort, les deux nerfs sciatiques restent excitables.

4h du soir On détruit le cerveau de l'animal.

On dénude les 2 plexus sacrés et on interrompt la circulation sanguine dans les deux membres postérieurs en liant, après section des os iliaques, toutes les parties molles de l'arrière-train, à l'exception des filets nerveux.

4h 25′ On injecte dans le péritoine 0 gr. 0075 de chlorhydrate de gelséminine amorphe.

5h L'animal bouge bien les deux extrémités postérieures, qui sont normalement sensibles.

6h Animal flasque, immobile, sans respiration, mais excitable.

Lendemain Animal flasque, ne répond pas au pincement.

à 3h du soir. Ouverture du corps : Cœur arrêté en diastole; moelle inexcitable, même par broiement; muscles partout excitables par le courant faradique; plexus sacrés gauche et et droit inexcitables; nerfs sciatiques gauche et droit, au dessous de la ligature, parfaitement excitables; plexus brachiaux inexcitables.

Donc il faut que le poison arrive en contact avec l'élément nerveux, pour agir.

Agit-il primitivement sur le centre nerveux ou sur les nerfs périphériques; ou bien au contraire influence-t-il simultanément ces deux parties du système nerveux ?

En examinant fréquemment l'excitabilité faradique pendant le cours d'une intoxication, nous sommes arrivé plusieurs fois (mais rarement eu égard au grand nombre des expériences que nous avons faites à ce sujet) à trouver qu'un courant d'une certaine force, mis en contact avec le nerf sciatique par exemple, produisait encore une faible contraction, tandis qu'appliqué directement sur la moelle mise à nu, il ne produisait plus d'effet visible.

Donc la moelle épinière est influencée, paralysée, par la gelséminine amorphe, et cela dans un espace de temps plus court que celui nécessaire à paralyser les nerfs moteurs.

Pour déterminer si, lorsque ces derniers sont atteints, l'action du toxique porte sur le tronc du nerf ou sur ses terminaisons intramusculaires, nous avons fait des expériences comparatives, avec la gelséminine et le curare. Ces expériences démontrent une notable différence entre les deux produits; nous choisissons les deux observations suivantes :

Expérience XV.

Grenouille rousse de 28 gr. Opération de Cl. Bernard sur la cuisse droite. Injection dans le sac lymphatique dorsal de 0 gr. 007 de chlorhydrate de gelséminine amorphe. La motilité de la cuisse droite ne se montre qu'après excitation locale.

On isole le nerf sciatique droit, on passe un fil sous le nerf et on lie toute la cuisse droite à la partie supérieure, de manière que toute circulation de l'extrémité postérieure droite est interrompue et que cette extrémité n'est plus en rapport avec le reste du corps que par l'intermédiaire du nerf sciatique intact.

3h 43′. On injecte dans le sac lymphatique dorsal 0 gr. 007 de chlorhydrate de gelséminine amorphe.

4h 5′. Respiration nulle. Disparition des mouvements volontaires. La motilité et la sensibilité sont partout conservées.

Expérience XVI.

Grenouille rousse de 28 gr. Opération de Cl. Bernard sur la cuisse droite. Injection d'une petite quantité de curare dans le péritoine. La motilité de la cuisse droite persiste complètement.

On dénude le nerf sciatique droit au tiers supérieur de la cuisse droite, on passe un fil dessous et on lie toute l'extrémité postérieure droite, à l'exception du nerf sciatique.

3h 50′. Injection dans le péritoine d'une certaine quantité de curare.

3h 56. Animal immobile : quel que soit le point où l'on pince la grenouille, on n'obtient que des mouvements de la cuisse droite liée.

Le lendemain : grenouille flasque, sans mouvements, inexcitable par pincement.

On isole le nerf sciatique gauche et on faradise, avec le même courant, les deux nerfs sciatiques.

Sciatique droit, au-dessous de la ligature de la cuisse : excitable.

Sciatique droit, au-dessus de la ligature, et plexus sacré droit : inexcitables.

Sciatique gauche, plexus sacré gauche, plexus brachiaux : inexcitables. Moelle épinière : inexcitable.

Les muscles sont excitables partout (ceux du membre lié le sont moins, ce qui dépend évidemment du défaut de circulation).

Cœur arrêté en diastole, encore excitable par une irritation mécanique.

4h. En faradisant le plexus sacré droit on détermine le tétanos dans la cuisse liée seule, et aucun autre mouvement.

Après faradisation du plexus sacré gauche l'extrémité postérieure gauche reste immobile, tandis que l'extrémité postérieure droite liée répond par des mouvements réflexes violents.

6h. Bouge spontanément la cuisse droite liée, seulement celle-là.

Lendemain : Le nerf sciatique droit est excitable sur toute sa longueur ; tous les autres nerfs sont inexcitables.

D'une nombreuse série d'expériences pareilles nous pouvons conclure que les nerfs moteurs sont paralysés par la gelséminine amorphe dans leur tronc, partout où le nerf est en contact avec le toxique. L'action sur les terminaisons motrices intramusculaires est probable, mais on ne peut la démontrer.

Nous avons vu que les muscles répondent encore après paralysie complète des nerfs moteurs. Quoique l'observation directe de l'animal intoxiqué ne montre rien qui rappelle les effets de la vératrine ou de la taxine, nous avons tenu à vérifier objectivement cette constatation négative. Dans ce but, nous avons pris de très nombreuses courbes myographiques avant et après intoxication avec la gelséminine. L'étude attentive de ces courbes ne nous a pas permis de trouver des différences nettes entre les animaux intoxiqués et leurs témoins. La contraction devient de plus en plus faible au fur et à mesure que l'intoxication progresse.

A un certain moment, le tétanos n'est plus réalisable, mais cela dépend uniquement de l'altération progressive du nerf moteur, et nulle part nous n'avons trouvé l'indice d'une altération primitive de la substance musculaire même.

b) Sensibilité.

La gelséminine amorphe paralyse tardivement les nerfs sensitifs.

Sur une grenouille qu'on intoxique par voie hypodermique, on observe que la sensibilité générale, la faculté d'orientation, la notion de position, persistent très longtemps. Même après disparition des mouvements volontaires, la grenouille s'oriente encore quand on lui fait subir une rotation, répond à la moindre excitation, ferme les yeux après attouchement de la cornée.

Tant que la grenouille empoisonnée peut répondre par des mouvements, une excitation un peu forte produit une réaction générale. La sensibilité n'est donc pas abolie avant la motilité. Est-ce qu'elle persiste plus longtemps que cette dernière ? On ne peut prouver son existence, la sensibilité d'un animal n'étant démontrée que par ses mouvements. Nous avons donc eu recours à une autre méthode, et opéré, non plus sur l'animal tout entier, mais seulement sur un membre préalablement soustrait à la circulation sanguine.

Expérience XVII.

Grenouille rousse de 28 gr. Opération de Cl. Bernard sur les deux cuisses; injection sous-cutanée dans la jambe gauche de 0 gr. 004 de chlorhydrate de gelséminine amorphe. Paralysie des nerfs de la jambe gauche.

4h — On lie en masse l'une et l'autre cuisse au niveau de leur tiers supérieur, en ayant soin de laisser le nerf sciatique en dehors de la ligature.

4h 10′ — La grenouille répond par des mouvements généralisés au pincement des deux pattes postérieures, lesquelles sont également le siège de mouvements spontanés.

4h 25′ — On injecte dans le tissu sous-cutané de la jambe postérieure gauche 0 gr. 004 de chlorhydrate de gelséminine amorphe, dans 0,40 cc. d'eau.

On injecte sous la peau de la jambe postérieure droite 0,40 cc. de solution de chlorure de sodium à 6 ‰.

5h 20′ — Sensibilité et motilité bien conservées dans les deux extrémités postérieures.

6h — L'extrémité postérieure gauche est moins mobile que la droite.

Lendemain matin : une excitation portant sur la partie antérieure de l'animal ou sur la patte postérieure droite produit des mouvements dans les quatre extrémités, mais beaucoup plus faibles dans l'extrémité postérieure gauche.

La faradisation à travers la peau de l'extrémité postérieure gauche reste sans effet général, ne produit qu'une contraction locale.

Soir. Une excitation de la partie antérieure de l'animal ou de l'extrémité postérieure gauche ne produit que des mouvements dans les deux extrémités antérieures et dans l'extrémité postérieure droite.

L'excitation du pied et de la jambe gauche ne produit ni réaction générale ni réaction locale.

Les nerfs et muscles de l'extrémité postérieure gauche sont inexcitables.

Les nerfs et muscles de l'extrémité postérieure droite, également liée, sont parfaitement excitables.

Nous avons répété maintes fois cette expérience et nous sommes toujours arrivés au même résultat, sauf sur ce point que nous avons toujours vu disparaître d'une manière simultanée, la sensibilité et la motilité de la jambe liée et intoxiquée, tandis que dans la première expérience la sensibilité paraissait avoir disparu avant la motilité.

Nous pouvons donc admettre que les nerfs sensitifs finissent par être paralysés aussi bien que les nerfs moteurs, et que peut-être la disparition de la fonction sensitive précède l'abolition des mouvements.

Le procédé de Türck nous permet de suivre de près l'influence du toxique sur les organes sensitifs, mais il ne permet pas de déterminer si une diminution constatée dépend du fait que les nerfs sensitifs, troncs et terminaisons, se paralysent, ou si elle dépend d'une diminution de l'excitabilité médullaire.

Dans ce but, nous avons détruit le cerveau de plusieurs grenouilles pour éliminer tous les mouvements volontaires. Puis nous avons passé un fil à travers le museau et suspendu les animaux en expérience. Nous avons toujours eu soin de garder des grenouilles témoins, et nous avons opéré avec des doses très différentes. Les résultats sont arrivés à concorder d'une manière très satisfaisante. Il y a toujours eu, quand l'expérience a manqué, une circonstance secondaire (hémorrhagie, etc.) qui expliquait le fait.

L'excitation a été produite de la manière suivante : pendant que la grenouille était suspendue, on élevait doucement un verre renfermant une solution plus ou moins concentrée d'acide sulfurique jusqu'à y faire plonger une partie d'une extrémité postérieure de l'animal en expérience. On notait constamment la concentration nécessaire pour produire un mouvement réflexe, le temps nécessaire pour produire ce mouvement et la profondeur de l'immersion de la patte excitée. En comparant avec les grenouilles témoins, on arrive à des résultats positifs.

Citons un exemple :

EXPÉRIENCE XVIII.

Sur trois grenouilles (I, II, III), on détruit et enlève le cerveau après section du bulbe. Les troix animaux sont suspendus à un fil traversant le museau. L'excitation se fait par immersion du bout d'un pied dans un verre contenant de l'acide sulfurique dilué. Après chaque excitation, la jambe excitée est lavée avec de l'eau ordinaire.

N. B. L'existence de réaction est figurée par le signe de +; l'absence se désigne par O.

Heure.	Concentration de H_2SO_4 en ‰	Temps d'excitation.	I	II	III	
3h41′	1,0	6″	+	+	+	
42′	0,7	5″	O	+	+	
50′	0,7	15″	O	+	+	
4h	1,0	8″	+	+	+	
4h 1′			Injection dans le sac lymphatique dorsal de			
			0,50 cc d'eau.	0,50 cc de solution de NaCl à 6 ‰	0 gr. 003 de chlorhydrate de gelséminine amorphe dans 0,50 cc. d'eau.	
3′	0,4	10″	+	+	O	
10′	0,4	10″	O	O	O	
11′	0,7	10″	+	+	O	
12′	1,0	10″	+	+	O	
13′	1,5	10″	+	+	+	
15′	0,4	10″	+	O	O	
16′	0,7	8″	+	+	O	
17′	1,0	6″	+	+	+	On fait plonger la moitié du pied.

Heure.	Concentration de H_2SO_4 en ‰	Temps d'excitation.	I	II	III	
4h27′	0,7	15″	+	O	O	On fait plonger les orteils.
28′	0,7	8″	+	+	+	On fait plonger la moitié du pied.
29′	1,0	10″	+	+	O	On fait plonger les or-
33′	1,3	4″	+	+	+	id. [teils.
37′	0,4	20″	+	O	O	On fait plonger tout le
53′	1,0	2″	+	O	O	id. [pied.
5h14′	1,0	6″	+	+	O	id.
24′	1,0	10″	+	+	O	id.
25′	1,5	20″	+	+	O	id.
26′	2,0	20″	+	+	O	id.
27′	10	10″	+	+	O	id.
30′	100	2″	+	+	O	id.
31′	100	20″	+	+	O	id.

5h35′ Ouverture du corps N° III:

Le cœur bat faiblement, il est un peu ralenti.

Les nerfs et muscles paraissent normalement excitables par le courant faradique; la moelle est faiblement excitable.

6h Ouverture du corps de I et II:

Cœur normal. Muscles, nerfs et moelle normalement excitables.

Dans quelques cas, mais non constamment, nous avons observé une certaine hyperexcitabilité, qui n'était jamais de longue durée et qui précédait fatalement la diminution de l'excitabilité. Rappelons que dans la description de l'effet général, nous avons déjà mentionné une tendance analogue, observée d'une manière inconstante et fugace.

c) Réflexes.

La gelséminine amorphe, après avoir parfois et très temporairement exagéré le pouvoir réflexe, finit par l'anéantir.

Il nous reste peu à dire quant à l'action de la gelséminine amorphe sur les réflexes. La tendance générale est une diminution progressive du pouvoir réflexe, avec ou sans période temporaire d'hyperexcitabilité, qui, d'ailleurs, n'est jamais prononcée.

Le réflexe corréen se comporte de la même façon.

Pour déterminer d'où provient la diminution de l'action réflexe, nous avons fait une série d'expériences dont les résultats ne sont pas assez concordants pour donner une conclusion certaine. En effet, la diminution peut provenir, soit d'une action paralysante de la gelséminine sur la moelle, soit d'un effet irritant sur les centres cérébraux modérateurs des actions réflexes, situés dans les lobes optiques, autrement appelés centres de Setschenow. Est-ce que la courte période inconstante d'hyperexcitabilité dépend directement de la moelle, ou d'une paralysie passagère des centres de Setschenow ? Nous avons pratiqué la section de la moelle au-dessous du bulbe, tantôt avant l'intoxication, tantôt pendant le cours d'une expérience. Mais les résultats se sont trouvés contradictoires, et nous ne pouvons pas nous prononcer sur la nature intime du phénomène observé.

d) Action sur le pneumogastrique.

La gelséminine amorphe paralyse les fibres d'arrêt cardiaques du pneumogastrique.

Nos expériences ont porté sur des grenouilles vertes et rousses et sur la tortue (testudo græca).

En voici une observation :

Expérience XIX.

Grenouille rousse de 40 gr. Injection sous-cutanée de 0 gr. 0002 de chlorhydrate de gelséminine amorphe. Paralysie du vague.

3h L'animal est fixé sur le dos. On découvre le cœur par section du sternum, on isole le vague droit autour duquel on passe une anse de fil.

3h 30′ Faradisation du vague droit : arrêt net du cœur.

3h 35′ On injecte dans le sac lymphatique dorsal 0 gr. 0001 de chlorhydrate de gelséminine amorphe dans 0,20 cc. d'eau.

36′ Faradisation du vague droit : arrêt net du cœur.

40′ On injecte dans le sac lymphatique dorsal 0 gr. 0001 de chlorhydrate de gelséminine amorphe dans 0,20 cc. d'eau.

41′ Faradisation du vague droit : aucune influence sur le cœur.

On répète cette faradisation à plusieurs reprises, on a toujours le même résultat négatif.

Le cœur continue à battre régulièrement.

45′ Instillation sur le cœur de quelques gouttes d'une solution de muscarine.

50′ Arrêt du cœur en diastole.

51′ On injecte dans le sac lymphatique dorsal 0 gr. 0003 de chlorhydrate de gelséminine amorphe dans 0,60 cc. d'eau.

52′ Le ventricule présente quelques contractions faibles. L'oreillette reste en diastole.

57′ Le ventricule et l'oreillette battent lentement et faiblement.

4h Le cœur bat normalement.

En variant cette expérience, en traitant successivement le cœur d'abord par de la muscarine, puis par de la gelséminine, en variant les doses, on arrive aux conclusions suivantes :

1° Une faible dose (0 gr. 0002) de gelséminine amorphe paralyse les fibres cardiaques d'arrêt du pneumogastrique, vis-à-vis de toute excitation faradique.

2° Une dose un peu plus forte empêche l'action de la muscarine sur les mêmes fibres.

3° L'action excitatrice de la muscarine sur les fibres d'arrêt du vague est anéantie par la gelséminine amorphe, si la dose de muscarine n'a pas été excessive.

Chez la tortue, on arrive aux mêmes résultats. Nous avons pu garder des tortues assez longtemps pour assister à la disparition graduelle de cette paralysie des fibres d'arrêt du vague.

A un certain moment donné le vague est encore inexcitable par le courant faradique, tandis qu'il est déjà excitable par la muscarine.

Les effets sont les mêmes, qu'on emploie l'instillation directe sur le cœur, l'injection sous-cutanée ou l'injection intra-péritonéale.

B. Chez les animaux a sang chaud.

a). Motilité.

La gelséminine amorphe produit la paralysie progressive des centres cérébro-spinaux, après une excitation préalable.

En traçant le tableau de l'effet général de la gelséminine amorphe, nous avons longuement insisté sur la parésie, prononcée surtout dans la partie antérieure de l'animal, de même que sur le tremblement et les secousses musculaires caractéristiques de l'intoxication.

La parésie et le tremblement sont évidemment d'origine centrale, car même après la mort les nerfs périphériques restent normalement excitables, ainsi que les muscles striés, par contre la moelle[1] est toujours inexcitable immédiatement après la mort.

[1] Nous avons dit que chez nos animaux morts d'une intoxication avec la gelséminine amorphe, nous avons trouvé la moelle inexcitable. Précisons. On sait que les physiologistes sont loin d'être d'accord sur l'excitabilité de la moelle. Tous, sauf Aladoff et Cyon, nient l'excitabilité de la substance grise. Pour la substance blanche, ils sont partagés en deux camps :

Les uns (Chauveau, etc.), croient qu'elle est inexcitable et que son excitabilité apparente lui vient des racines rachidiennes qui la traversent ; les autres (Vulpian, etc.), admettent qu'elle a une excitabilité indépendante de ces racines.

L'excitabilité expérimentale des diverses parties de la moelle disparaît, d'après Vulpian, très rapidement chez les mammifères, après la mort. Si l'on

Quand on injecte une dose mortelle à un lapin et qu'on entretient la respiration artificielle pendant quelques heures, on observe que le tremblement de la tête va en diminuant. Si on interrompt la respiration artificielle après 2-4 heures, le lapin meurt généralement sans convulsions, et pourtant, à ce moment, les nerfs périphériques sont parfaitement excitables. Par contre, la section ou même la destruction par broiement de la moelle ne produisent pas de mouvements dans les extrémités.

La gelséminine amorphe, en injection sous-cutanée ou intravasculaire, n'a donc pas d'action immédiate sur les nerfs moteurs, au moins pendant le laps de temps pendant lequel nous avons pu conserver nos animaux.

Nous avons examiné l'influence de la gelséminine amorphe par application locale.

Introduit, toujours d'après Vulpian, dans le canal vertébral d'un chien, quelques instants après la mort, une tige rigide assez longue, en la faisant pénétrer par l'ouverture des premières vertèbres cervicales, on voit que le broiement de la moelle épinière ne détermine des contractions que dans les parties du corps qui reçoivent leurs nerfs des points les plus rapprochés de la région atteinte par l'instrument. Il semble donc que ces contractions soient dues plutôt au tiraillement et à la rupture des racines antérieures des nerfs qu'à l'attrition de la substance propre de la moelle épinière.

Nous avons toujours excité la moelle de nos animaux morts, par la section, par le courant faradique appliqué sur une certaine étendue de la moelle mise à nu et finalement par le broiement, en évitant d'enfoncer l'aiguille jusqu'à la queue de cheval. N'ayant pas obtenu de contractions, même partielles, nous en concluons que la substance nerveuse excitable intrarachidienne (moelle ou racines) est inexcitable après intoxication avec de la gelséminine amorphe, et nous avons désigné ce résultat sous la forme suivante : moelle inexcitable.

Car il y a une différence nette entre ces animaux intoxiqués et un animal mis à mort par la section des carotides, par exemple :

Si après avoir mis à nu une partie de la moelle dorsale supérieure d'un cobaye, on applique directement sur la moelle un courant faradique très faible, l'animal réagit extrêmement vivement. Après l'avoir saigné, en sectionnant les deux carotides, nous avons trouvé :

1 minute après la mort :	le même courant donne une réaction générale violente ;
2 minutes »	le même courant donne une réaction faible ;
3 » »	un fort courant produit une forte réaction ;

Expérience XX.

Lapin de 1170 gr. Injection dans la gaine du nerf sciatique gauche de 0 gr. 00075 de chlorhydrate de gelséminine amorphe; pas d'action locale; mort par arrêt de la respiration.

4h L'animal est endormi à l'éther; on dénude les deux nerfs sciatiques à leur sortie du bassin, et on passe une anse de fil autour de chacun.

On laisse le lapin se réveiller.

5h Le lapin marche et réagit au pincement d'une façon normale.

4 minutes après la mort :	un fort courant produit une réaction faible;
5 » »	un fort courant ne produit plus de réaction générale;
6 » »	l'écrasement d'une petite partie de la moelle fait réagir l'animal;
7 » »	id.;
8 » »	id.;
9 » »	l'écrasement d'une petite partie de la moelle produit une réaction faible;
10 » »	l'écrasement d'un segment de moelle ne produit plus de réaction;
11 » »	le broiement ne produit plus de réaction;
13 » »	la queue de cheval et les nerfs périphériques sont parfaitement excitables par le courant faradique;
15 » »	id.;
20 » »	id.;
30 » »	la queue de cheval et les nerfs périphériques sont inexcitables par le courant faradique.

L'excitabilité par agents mécaniques survit donc de 8-9 minutes à l'arrêt du cœur, chez l'animal normal.

Dans nos recherches sur la gelséminine, nous avons toujours examiné l'excitabilité « médullaire » immédiatement après la mort. Nous n'avons pas tenu compte des résultats obtenus plus de 4-5 minutes après cessation des battements du cœur.

5h 1′ On injecte dans la gaine du nerf sciatique gauche 0 gr. 00025 de chlorhydrate de gelséminine amorphe (dissous dans 0,05 cc. d'eau).

On injecte dans la gaine du nerf sciatique droit 0 gr. 005 de chlorhydrate de cocaïne, dans 0,05 cc. d'eau.

5h 5′ Faradisation du sciatique gauche, d'abord au-dessus, puis au-dessous du point d'injection : réaction motrice et sensitive. Faradisation du nerf sciatique droit dans les mêmes conditions : mêmes effets.

5h 25′ Id.

5h 26′ On injecte dans la gaine du nerf sciatique gauche 0 gr. 0005 de chlorhydrate de gelséminine amorphe, dans 0,05 cc. d'eau. On injecte dans la gaine du nerf sciatique droit 0 gr. 01 de chlorhydrate de cocaïne dans 0,05 cc. d'eau.

30′ Faradisation du sciatique gauche, faite dans les mêmes conditions : réactions motrice et sensitive vives; faradisation du sciatique droit : réactions motrice et sensitive très faibles.

32′ Le lapin est dyspnéique, agité.

35′ Tremblement général, surtout de la tête, faiblesse musculaire, respiration ralentie, haletante.

38′ Faradisation du nerf sciatique gauche : réactions motrice et sensitive violentes. Faradisation du nerf sciatique droit au-dessus de l'injection : mouvements de la jambe droite très rudimentaires. Faradisation du sciatique droit au-dessous de l'injection : mouvement général réflexe très faible.

40′ Lapin étendu sur le flanc; dyspnée prononcée, convulsions très faibles dans l'extrémité postérieure droite, violentes aux trois autres membres.

45′ Tremblement des pattes à l'exception de la patte postérieure droite.

46′ Lapin agonisant.

50′ Faradisation du sciatique gauche; réactions sensitive et motrice fortes.

Faradisation du sciatique droit au-dessus de l'injection : la patte droite postérieure reste immobile.

Faradisation du sciatique droit au-dessous de l'injection : aucune réaction générale. (Section physiologique du nerf).

56′ Mort du lapin par arrêt de la respiration.

Le sciatique gauche est encore excitable sur tout son parcours.

Donc des doses suffisant pour produire l'intoxication générale n'influencent, lorsqu'elles sont injectées directement dans la gaine d'un nerf, ni les fibres sensitives de ce dernier, ni ses fibres motrices.

b) Sensibilité.

De tous les animaux, sur lesquels nos expériences ont porté, chiens, lapins, cobayes, rats, souris, aucun n'a jamais montré, jusqu'à l'agonie, de diminution de la sensibilité. Après intoxication par voie vasculaire ou hypodermique, la cornée a toujours gardé sa sensibilité normale.

L'application locale par injection dans la gaine d'un nerf même ne nous a donné aucun résultat. L'effet en a été nul (voir plus haut).

c) Réflexes.

Jusqu'à une période très avancée de l'intoxication le réflexe patellaire (chez le chien et le lapin) et le réflexe cornéen sont entièrement conservés.

A certains moments les animaux intoxiqués paraissent même réagir d'une manière exagérée. Nous avons déjà mentionné l'hypéracousie, surtout prononcée chez les rats.

Quelques sections de la moelle, faites chez des animaux (lapins, cobayes) qui paraissaient présenter une certaine exagération des réflexes, nous ont donné des résultats inconstants. Tantôt l'hyperexcitabilité ne persistait que dans le train antérieur et avait complètement disparu en arrière; tantôt elle persistait aussi dans l'arrière-train. Sans que cela soit certain il est donc probable, que la moelle, avant d'être paralysée, passe par une période d'hyperexcitabilité, laquelle serait courte, dans tous les cas, et inconstante.

---

d) Influence sur le vague et les nerfs salivaires.

La gelséminine amorphe paralyse les fibres d'arrêt cardiaques du pneumogastrique et les nerfs sécréteurs de la glande sous-maxillaire.

Comme chez les animaux à sang froid, nous constatons chez le lapin, le chien, une action énergique de très petites doses de gelséminine amorphe sur les fibres d'arrêt du vague. Celles-ci ne répondent plus à la faradisation. Mais là ne se borne pas l'action du toxique sur le système nerveux périphérique.

L'observation suivante permettra de se rendre mieux compte de son influence.

Expérience XXI.

Chien de 6000 gr. Injection intraveineuse de 0 gr. 018 de chlorhydrate de gelséminine amorphe; paralysie du vague, paralysie des fibres salivaires du sympathique et de la corde du tympan.

4h 20′ Trachéotomie, injection intraveineuse de curare. Respiration artificielle.

On découvre le vago-sympathique droit et on le coupe entre deux ligatures. On découvre le canal de Wharton droit et on y met une fine canule.

On découvre le nerf lingual et on passe une anse de fil autour de lui en amont des filets (corde du tympan) qui le quittent pour se jeter dans la glande sous-maxillaire, section du lingual au-dessus du fil.

5h. On procède à l'excitation faradique des différents nerfs, en employant d'abord le courant donné avec une distance des bobines égale à 18.

Résultats : corde : salivation rapide et abondante. Vascularisation de la moitié droite de la langue.

Vago-sympathique bout central : exophthalmos, mydriase, salivation.

Vago-sympathique bout périphérique : arrêt du cœur.

5h 12' On injecte dans la veine crurale droite 0 gr. 002 de chlorhydrate de gelséminine amorphe (2 cc. d'une solution à 1 ‰).

5h 15' Faradisation (distance des bobines égale à 18).

Corde : salivation, vascularisation de la langue.

Vago-sympathique, bout central : exophthalmos, mydriase, salivation nulle.

Vago-sympathique, bout périphérique : arrêt du cœur.

5h 16' Faradisation (distance des bobines égale à 15).

Vago-sympathique, bout central : salivation faible.

5h 17' On injecte dans la veine crurale droite 0 gr. 002 de chlorhydrate de gelséminine amorphe.

5h 18' Faradisation (distance des bobines égale à 18).

Corde : salivation plus faible qu'au début; vascularisation plus faible qu'au début.

Vago - sympathique bout central : exophthalmos, mydriase, salivation nulle.

Vago-sympathique, bout périphérique : arrêt du cœur.

5h 19' Faradisation (distance des bobines égale à 15).

Vago-sympathique bout central : salivation faible.

5h 21' On injecte dans la veine crurale droite 0 gr. 002 de chlorhydrate de gelséminine amorphe (0,006 en tout).

5h 22' Faradisation (distance des bobines égale à 18).

Corde : salivation et vascularisation faibles.

Vago-sympathique, bout central : mydriase, exophthalmos, salivation nulle.

Vago-sympathique, bout périphérique : n'arrête pas le cœur.

5h 23' Faradisation (distance des bobines = 15).

Corde : salivation et vascularisation faibles.

Vago-sympathique, bout central : mydriase, exophthalmos, salivation faible.

Vago-sympathique bout périphérique : arrêt incomplet du cœur.

5h 25′ Injection intraveineuse de 0 gr. 002 de chlorhydrate de gelséminine amorphe.

5h 26′ Faradisation (distance des bobines = 15).

Corde : salivation faible, vascularisation faible.

Vago-sympathique bout central : mydriase, exophthalmos, salivation faible.

Vago-sympathique bout périphérique : arrêt incomplet du cœur.

5h 27′ Injection intraveineuse de 0 gr. 002 de chlorhydrate de gelséminine amorphe (0,010 en tout).

5h 28′ Faradisation (distance des bobines = 18).

Corde : salivation faible, vascularisation faible.

5h 29′ Faradisation (distance des bobines = 15).

Corde : salivation faible, vascularisation faible.

Vago-sympathique bout central : exophthalmos, mydriase, salivation très faible.

Vago-sympathique bout périphérique : ralentissement du cœur.

5h 35′ Injection intraveineuse de 0 gr. 004 de chlorhydrate de gelséminine amorphe (0,014 en tout).

5h 36′ Faradisation (distance des bobines = 12).

Corde : salivation très faible, vascularisation faible.

Vago-sympathique bout central : mydriase, exophthalmos, salivation nulle.

Vago-sympathique bout périphérique : aucune influence sur le cœur.

5h 52′ Injection intraveineuse de 0 gr. 004 de chlorhydrate de gelséminine amorphe (0,018 en tout).

5h 53′ Faradisation (distance des bobines = 9).

Corde : salivation nulle, vascularisation faible.

Vago-sympathique bout central : mydriase, exophthalmos, salivation nulle.

Vago-sympathique bout périphérique : aucune influence sur le cœur.

On répète ces épreuves à plusieurs reprises, les résultats obtenus sont identiques.

6h 3′ Injection intraveineuse de muscarine : la salive coule immédiatement à flots.

6h 4′ Faradisation (distance des bobines = 8).

Corde : pas de changement.

Vago-sympathique bout central : pas de changement.

Le cœur est ralenti.

6h 5′ Faradisation (distance des bobines = 5).

Vago-sympathique bout périphérique : aucun changement dans le rythme du cœur.

6h 8′ On arrête la respiration artificielle.

6h 9′ Mort du chien.

6h 10′ La faradisation, pratiquée avec un faible courant, du vago-sympathique, bout central, produit encore la mydriase et l'exophthalmos.

La gelséminine amorphe exerce donc sur les fibres sécrétoires de la corde du tympan une influence nette et constante. Ces fibres, par une dose suffisante du poison, perdent complètement leur excitabilité vis-à-vis d'un courant faradique. Il en est de même des fibres sécrétoires allant à la glande sous-maxillaire et provenant du cordon cervical du grand sympathique. Par contre, les fibres dilatatrices de la pupille et les fibres motrices renfermées dans le sympathique qui se distribuent aux éléments musculaires lisses de l'orbite restent absolument indemnes. Les fibres vaso-dilatatrices de la corde du tympan paraissent être affectées à la longue, mais on ne constate pas leur paralysie complète.

En injectant d'emblée une forte dose de gelséminine amorphe, on arrive d'un coup à l'action précitée sur les filets sécrétoires.

Nous avons observé une seule fois sur un lapin, maintenu assez longtemps en vie par la respiration artificielle, qu'outre la paralysie des fibres d'arrêt cardiaques de la dixième paire, il se manifestait une paralysie de celles des fibres sensitives du même nerf, qui proviennent du larynx. En effet, tandis que normalement l'excitation du nerf laryngé supérieur provoque, par voie réflexe, des mouvements de déglutition, chez notre animal, dont l'intoxication était à une période avancée, l'excitation faradique du laryngé supérieur et de tout le bout central du pneumogastrique ne produisait absolument rien du côté de la déglutition. Notons ce fait en passant sans y insister.

---

e) Action sur la cornée et la pupille.

La gelséminine amorphe, par instillation dans l'œil, produit la mydriase et l'anesthésie locale.

Dans le courant d'une intoxication mortelle, même pendant l'agonie, on n'observe jamais d'insensibilité cornéenne. L'état de la pupille n'a rien de constant; s'il y a par moment une forte dilatation qui coïncide avec un état d'excitation accentuée (asphyxie, convulsions), la pupille reprend ses dimensions normales aussitôt que l'animal se calme ou que l'on institue la respiration artificielle.

Par instillation directe dans le sac conjonctival chez le chat, le lapin et le cobaye, on arrive, si l'on emploie une dose suffisante, à produire régulièrement la mydriase, la diminution de sensibilité ou l'anesthésie de la conjonctive et de la cornée.

Après instillation d'une goutte de solution à 1 °/₀ chez le chat, l'anesthésie et la mydriase apparaissent, au bout d'un temps qui varie entre 20 et 40 minutes. Cet état persiste pendant quelques heures puis disparaît graduellement. D'habitude, le lendemain on trouve encore un peu de mydriase, mais l'anesthésie a déjà disparu. Jamais nous n'avons constaté une irritation locale quelconque.

Chez le chien et le cobaye, on observe les mêmes phénomènes. Mais ce mydriatique n'agit pas ou très peu s'il est très dilué. Avec la solution à 1 °/₀₀ nos résultats ont été inconstants, et l'observation suivante montre qu'une plus forte solution peut offrir des inconvénients.

Expérience XXII.

Lapin de 1260 gr. Instillation dans l'œil de 0 gr. 003 de chlorhydrate de gelséminine amorphe. Anesthésie locale, mydriase; mort après 40 minutes.

5h 15′ On instille dans le sac conjonctival de l'œil droit six gouttes d'une solution à 1 % de chlorhydrate de gelséminine amorphe (soit 0 gr. 003 de sel). Le lapin, par ses mouvements de défense, en perd au moins deux gouttes.

5h 20′ Cornée droite peu sensible, surtout dans sa partie antérieure.

5h 30′ Cornée droite très peu sensible, différence nette avec la gauche.

Pupille droite notablement plus grande que la gauche.

5h 35′ Même état, plus prononcé.

Animal inquiet, faible; le lapin glisse sur ses pattes antérieures.

Tremblement de tête et de la partie antérieure du tronc.

Dyspnée.

5h 40′ La faiblesse augmente. La tête tombe à terre.

Tremblement très accusé de la tête et de la partie antérieure du tronc.

Dyspnée intense.

Cornée droite insensible.

Mydriase à droite, très manifeste.

5h 50′ Convulsions générales. Asphyxie.

5h 55′ Mort par arrêt de la respiration.

f) Injections intra-cérébrales et intra-rachidiennes.

Nous avons fait quelques essais en injectant le toxique directement dans la substance cérébrale ou bien dans l'espace sous-arachnoïdien de la moelle au niveau du lac terminal ou spinal-inférieur. Les cobayes et lapins conviennent parfaitement à ce genre d'expériences. Pour les injections intra-rachidiennes nous n'avons pris que des cobayes.

Pour l'injection intra-cérébrale nous avons procédé comme suit :

Après avoir endormi à l'éther un cobaye ou un lapin, on pratique une incision sagittale sur la ligne médiane, depuis les yeux jusqu'à l'occiput. On écarte les lèvres de la plaie, on gratte doucement le périoste et on aperçoit nettement la suture interpariétale et les deux sutures fronto-pariétales. Nous avons toujours fait nos trépanations à gauche. On pose un petit foret de 1 mm. de diamètre, vers l'angle antéro-supérieur du pariétal, en un point situé à 1,5 mm. de distance de la suture fronto-pariétale. Un cran d'arrêt, formé par un bloc de liège entourant la mèche du foret, empêche celui-ci de pénétrer trop profondément dans la cavité crânienne. En trépanant avec précaution, on enfonce la dure-mère sans la perforer et l'hémorragie est nulle. On laisse les animaux se réveiller et bientôt ils courent et mangent comme à l'état normal.

On pratique alors l'injection à travers l'orifice et directement dans la substance cérébrale. La perforation de la voûte crânienne est située directement au-dessus du ventricule latéral, et si l'on a la précaution de munir l'aiguille à injection d'un curseur, on règle à volonté la profondeur de son injection.

Comme l'autopsie consécutive nous l'a prouvé, nous avons toujours injecté notre toxique dans la masse cérébrale même, sans pénétrer jamais dans le ventricule latéral.

Les symptômes d'intoxication produits par ce mode d'administration ne diffèrent pas beaucoup de ceux qu'amène l'intoxication par voie hypodermique ou vasculaire. Les doses mortelles sont à peu près les mêmes.

Mais il y a quelques détails intéressants dont l'observation suivante rendra mieux compte :

Expérience XXIII.

Cobaye de 340 gr. Injection intra-cérébrale de 0 gr. 00068 de chlorhydrate de gelséminine amorphe : faiblesse, convulsions, délire, asphyxie.

5h 10′ Après trépanation on injecte dans la masse cérébrale, à 3 mm. de profondeur, 0 gr. 0068 de chlorhydrate de gelséminine amorphe, dissous dans 3 gouttes d'eau.

12′ Faiblesse des membres droits ; l'animal tombe facilement à droite, marche mal ; en avançant, il tourne à droite. Le museau tombe par instants sur la table ; tremblement, petits frissons parcourant tout l'animal.

13′ L'animal est couché sur le flanc. Mouvement de natation, puis mouvements de course. Respiration accélérée, 132 par minute au lieu de 108 avant la trépanation. Sensibilité intacte.

14′ Tendance aux mouvements de course dans les membres antérieurs. Secousses musculaires dans les membres postérieurs. Tremblement généralisé, mâchonnement.

5h 17′ Mouvements convulsifs des extrémités, surtout dans le membre postérieur gauche et dans l'antérieur droit. Respiration rapide, 125-135 par minute.

5h 20′ Respiration, 80 par minute.

5h 23′ Respiration, 56 par minute. L'animal est presque immobile, sur le flanc droit ; sensibilité intacte. Mouvements réflexes vigoureux, convulsifs.

5h 27′ Quelques mouvements spontanés, saccadés. Tendance au roulement à gauche. Convulsions moins fortes. Dyspnée.

5h 31′ Respiration abdominale presque nulle. Petites secousses musculaires parcourant le corps de l'animal.

5h 32′ Battement violent des narines, mouvements de déglutition. Respiration irrégulière lente. Cyanose du nez et des pattes. Petites convulsions dans les membres antérieurs. Membres postérieurs presque immobiles. Cornée sensible. L'animal réagit au pincement.

5h 42′ L'animal s'affaiblit visiblement. Les convulsions ont cessé. Il existe un petit tremblement dans les quatre membres.

5h 50′ Même état. La sensibilité persiste.

6h Mort sans convulsions finales, par arrêt de la respiration.

Chez le lapin, le tableau est le même. L'animal paraît un peu plus excitable, mais ce qui domine c'est la faiblesse musculaire et la dyspnée. La mort est précédée de convulsions.

La sensibilité ne paraît diminuée à aucun moment.

L'ammoniaque, placé devant une canule trachéale, produit toujours un accès de toux, le pincement a comme conséquence un mouvement de défense plutôt exagéré, et cela jusqu'à la période d'agonie.

Quant à l'injection intra-rachidienne, nous n'avons pas fait assez d'expériences pour établir des conclusions fermes. Nous avons reconnu les phénomènes suivants : faiblesse musculaire, tremblement généralisé, réflexes plutôt exagérés, puis, selon la dose, rétablissement progressif ou mort, tous symptômes qui rappellent ceux de l'intoxication générale.

DISCUSSION

Nous basant sur les résultats de nos expériences, nous arrivons à la conclusion que la gelséminine amorphe produit les effets suivants :

A. Chez les animaux a sang froid.

1° La disparition des mouvements volontaires et un tremblement spécial;

2° l'arrêt de la respiration;

3° la diminution (parfois précédée d'une augmentation temporaire) des mouvements réflexes;

4° la paralysie des fibres d'arrêt cardiaques du vague;

5° la mort par arrêt du cœur en diastole.

---

ad 1) La paralysie des mouvements volontaires peut évidemment avoir comme cause des modifications siégeant au niveau de la fibre musculaire, des terminaisons nerveuses intramusculaires, des nerfs moteurs, des centres cérébro-spinaux; elle peut également reconnaître pour cause une paralysie sensitive.

L'apparition précoce de cette paralysie, à un moment où les mouvements réflexes possèdent encore toute leur énergie, nous permet d'exclure immédiatement toute autre hypothèse que celle qui admet une action sur les centres cérébraux. L'action déprimante précoce sur le cerveau est donc évidente. Elle est admise par Cushny, et par les auteurs comme Moritz, Putzeys et Romiée, Murrell et Ringer, etc., qui, bien que n'ayant pas expérimenté avec un produit pur, ont observé ce phénomène et l'ont expliqué de la même manière.

Le tremblement de la tête et de la partie antérieure du tronc doit avoir aussi une origine centrale. Sa localisation, son apparition tantôt d'un côté, tantôt de l'autre, et dans quelques cas son extension lente et progressive à l'arrière-train, parlent en faveur de cette supposition. Après section de la moelle cervicale, le tremblement de la tête persiste souvent, mais ne s'étend jamais en arrière.

---

ad 2) L'arrêt de la respiration doit aussi être d'origine centrale; car au moment où toute respiration spontanée a cessé et où même une forte excitation est incapable de la rappeler, la faradisation directe montre la conservation absolue de la contractilité dans l'appareil musculaire respiratoire.

Nous n'avons pas pu constater une excitation préalable du centre respiratoire, se traduisant par l'augmentation de la fréquence des mouvements respiratoires.

---

ad 3) La diminution et disparition finale des mouvements réflexes peut aussi être d'origines variées, mais ici la question est plus complexe.

On observe en effet une certaine diminution de ces mouvements, parfois précédée de leur augmentation passagère, et se montrant à un moment où l'appareil locomoteur périphérique réagit encore parfaitement normalement à des excitations directes. La gelséminine amorphe déprime donc le pouvoir réflexe de la moelle épinière. Mais son action ne se borne pas là.

Déjà Putzeys et Romiée, après avoir admis une action sur les centres cérébro-spinaux, se demandent si la paralysie finale n'est pas périphérique. En poursuivant leurs recherches, ces auteurs, qui se basent surtout sur l'expérience de Khüne, concluent que les terminaisons nerveuses intramusculaires sont paralysées, et qu'on est en présence d'un effet identique à celui du curare. Cushny arrive aux mêmes résultats.

Nous avons vu plus haut que nous ne pouvons pas admettre cette manière de voir, et que nous avons prouvé que le tronc nerveux même est affecté par la gelséminine amorphe. Il existe donc une différence nette entre l'action du curare et celle de la gelséminine.

---

ad 4) La paralysie des fibres cardiaques d'arrêt du vague, constatée par Cushny, est comparée par cet auteur à l'action de la nicotine et non à celle de l'atropine, car, dit-il, la muscarine et une excitation directe du sinus veineux sont toujours capables d'arrêter le cœur. Nous ne pouvons pas admettre sans restriction cette conclusion, car suivant la dose employée la muscarine agit différemment. Une forte dose de gelséminine amorphe paralyse complètement les fibres d'arrêt, et la muscarine est devenue incapable d'influencer les contractions cardiaques. Donc la gelséminine amorphe se rapproche beaucoup de l'atropine sous ce rapport, sans avoir le pouvoir absolu de cette dernière substance.

---

ad 5) L'arrêt final du cœur en diastole est attribué par Cushny à la paralysie du muscle cardiaque. Il est très probable qu'il en est ainsi, quoiqu'on ne puisse pas exclure ni affirmer une action directe sur les ganglions excitomoteurs intracardiaques.

CONCLUSIONS

En résumé, chez les animaux à sang froid, la gelséminine amorphe produit :

a) une paralysie précédée parfois d'une excitation temporaire du système nerveux central cérébro-spinal;

b) une paralysie des troncs des nerfs moteurs et sensitifs;

c) la paralysie des fibres cardiaques d'arrêt du vague, paralysie qui ressemble à celle causée par l'atropine;

d) la paralysie finale du muscle ou des ganglions excito-moteurs cardiaques.

B. Chez les animaux a sang chaud.

les phénomènes observés sont les suivants :

1° la parésie musculaire accompagnée d'un tremblement spécial;

2° une modification et l'arrêt final de la respiration;

3° la diminution de la pression sanguine;

4° la paralysie des fibres cardiaques d'arrêt du vague;

5° la paralysie des nerfs sécrétoires salivaires;

6° l'anesthésie de la cornée et la mydriase par application locale.

---

ad 1) La faiblesse musculaire débutant dans l'avant-train de l'animal, le tremblement de la tête et de la partie antérieure du tronc, doivent être, ainsi que l'inquiétude, attribués à une influence centrale et non locale. Car pendant toute la durée de l'expérience et même immédiatement après la mort de l'animal, les nerfs et muscles répondent normalement à l'excitation faradique. Il y a donc paralysie progressive des centres cérébro-spinaux, avec hyperexcitabilité préalable, inconstante, dépendant de la dose du toxique.

---

ad 2) Les modifications qui atteignent l'appareil respiratoire ont frappé tous les auteurs, mais donné lieu à des interprétations assez différentes.

Ott le premier a trouvé que le principe actif du gelsemium est un poison respiratoire et spécialement expiratoire.

Berger admet une action sur les terminaisons intrapulmonaires du pneumogastrique.

Murrell et Ringer observent, outre le ralentissement, le type respiratoire de Cheyne-Stokes, retrouvé après par Cushny.

Putzeys et Romiée insistent beaucoup sur les modifications de la respiration. Après avoir réfuté l'idée de Berger, en constatant que la section des vagues n'a pas la moindre influence sur l'évolution des phénomènes respiratoires, ils décrivent comme suit leurs observations :

Il existe un ralentissement progressif de la respiration, sans accélération préalable. Le premier effet du poison est d'exagérer l'amplitude des mouvements respiratoires, qui gagnent en profondeur ce qu'ils perdent en rapidité. La pause entre l'expiration et l'inspiration disparaît. Enfin l'inspiration devient entrecoupée et divisée en deux par un crochet qui, d'abord peu marqué, prend un développement de plus en plus considérable. Dans un stade plus avancé l'inspiration est subdivisée en deux temps inégaux, nettement séparés par une pause, et cette pause nous offre une durée plus longue que le temps nécessité par l'inspiration et l'expiration réunies. Cette durée s'accroît encore avec le progrès de l'intoxication.

Putzeys et Romiée donnent, à l'appui de leur manière de voir, de forts beaux graphiques, représentant la respiration du lapin en expérience à divers moments de l'intoxication. Ils ont recueilli ces tracés au moyen d'un tube en T de Heidenhain.

En nous basant sur l'étude attentive de ces tracés, sur les tracés recueillis par nous-même, soit avec le tube de Heidenhain, soit avec les pelotes du pneumographe de Marey, enfin sur des graphiques produits artificiellement en imprimant de petits chocs aux pelotes du pneumographe ou en pratiquant la respiration artificielle à travers un tube de Heidenhain, nous arrivons à des résultats différents quant à l'interprétation des tracés.

Constatons d'abord que les nôtres se rapprochent beaucoup de ceux de Putzeys et Romiée, mais que nous en tirons d'autres notions.

Reproduction schématique d'une partie d'un tracé de Putzeys et Romiée.

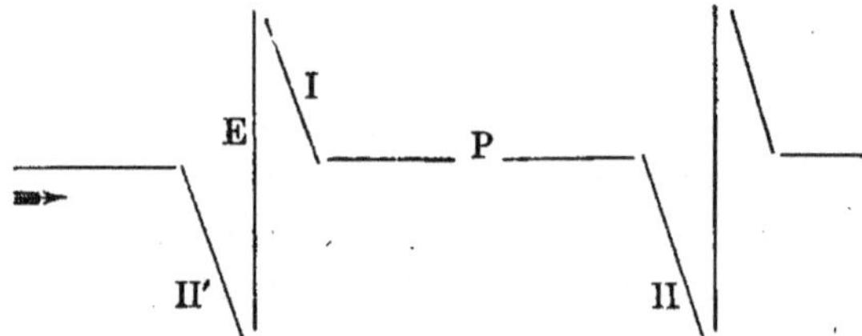

Le tracé doit être lu de gauche à droite; l'inspiration est figurée par une ligne descendante, l'expiration par une ligne ascendante.

Putzeys et Romiée représentent sur leurs planches une série de modifications insensibles, amenant graduellement le type respiratoire normal au type à inspiration en deux temps (I et II, figure ci-contre), séparés par la pause unique, la pause entre les deux moitié de l'inspiration (P).

Or le tube de Heidenhain communique d'un côté avec l'air libre, de l'autre côté avec le tambour de Marey. Il n'y peut donc exister une condensation ou une raréfaction d'air *durable*.

Le plateau constaté entre les deux parties descendantes de l'inspiration doit correspondre à l'état d'équilibre du tambour de Marey.

Donc si la première partie de l'inspiration (I) était véritablement une inspiration, c'est-à-dire, avait produit une raréfaction d'air dans le tambour de Marey, cette raréfaction ne pourrait pas persister; elle devrait, pendant la pause qui suit, disparaître par aspiration d'air libre, ce qui se traduirait immanquablement par une ligne ascendante. Celle-là n'existant pas, nous admettons l'interprétation suivante, qui a été vérifiée par des expériences entreprises à cet égard.

Après une forte inspiration brusque, qui produit la ligne descendante (II'), il y a expiration brusque, (E) ou dans quelques cas un peu saccadée. Cette expiration fait remonter le stylet du tambour de Marey, mais grâce à l'élasticité de la plaque de caoutchouc le mouvement ascensionnel dépasse le point d'équilibre; il y redescend grâce à son élasticité et reste alors, souvent après une ou plusieurs petites oscillations, dans sa position d'équilibre. Donc le premier mouvement inspiratoire (I) qui figure sur la courbe n'est nullement produit par le lapin, mais par le tambour de Marey, et la pause qui semble interrompre l'inspiration s'étend en réalité entre deux mouvements respiratoires; c'est une pause préinspiratoire.

Burdon-Sanderson avaient, eux aussi, insisté déjà sur le dédoublement de l'inspiration, mais ils le faisaient dépendre d'un spasme du diaphragme. Ils donnent des échantillons de tracés qui sont très comparables aux nôtres.

Moritz, tout en admettant en partie la théorie des auteurs anglais, s'oppose à la division nette et permanente en deux temps de l'inspiration; il admet plutôt une inspiration en plusieurs temps inégaux et variables.

Cushny donne une description détaillée de ce qu'il a observé. D'après lui, dans la grande majorité des cas, le nombre des respirations diminue d'emblée; exceptionnellement il existe une légère augmentation temporaire préalable. Après un certain temps, dit-il, les inspirations et les expirations deviennent plus petites, et il s'établit une pause entre l'expiration et l'inspiration suivante, qui peut atteindre une longueur dix fois plus considérable que le temps de l'inspiration et de l'expiration réunies. Sitôt que la respiration se ralentit, l'animal devient dyspnéique. Cette dyspnée se trahit par un fort battement des narines et par des mouvements expiratoires forcés des muscles abdominaux, qui viennent interrompre la pause des contractions diaphragmatiques. Plus tard, ces contractions diaphragmatiques cessent par moment, et la respiration est uniquement entretenue pendant ce laps de temps par le mouvement rythmique de la paroi abdominale. La respiration prend souvent le type Cheyne-Stokes. A la longue, les pauses entre les respirations s'allongent, les mouvements repiratoires diminuent d'étendue. Il survient alors un changement brusque dans le rythme respiratoire.

Jusqu'à ce moment le diaphragme s'était contracté brusquement et s'était relâché de la même manière. Maintenant il se contracte lentement et reste contracté pendant deux secondes avant de se relâcher. Au milieu de ce spasme inspiratoire, il y a fréquemment une seconde contraction, plus faible. Quand, à ce moment, la paroi abdominale reprend ses contractions, il n'y a plus de pause inspiratoire, mais l'inspiration est suivie d'une expiration lente. Pendant un certain temps le diaphragme est la seule ressource de la respiration. Enfin ses mouvements perdent à leur tour leur vigueur; des convulsions apparaissent et l'animal meurt.

Nos expériences personnelles ne s'accordent pas complètement avec la description, d'ailleurs un peu confuse, donnée par Cushny.

Nous avons donné notre description plus haut et nous y renvoyons le lecteur.

Notons le fait, qu'après disparition de tout mouvement diaphragmatique les muscles thoraco-abdominaux peuvent encore exécuter quelques mouvements respiratoires assez vigoureux; ils s'arrêtent donc habituellement les derniers, quand l'arrêt du diaphragme est déjà définitif.

Par contre, nous avons trouvé, comme Cushny, cette inspiration interrompue par un plateau inspiratoire, signe d'un spasme du diaphragme. Dans la suite l'inspiration se fait nettement en deux temps, tout en différant foncièrement du type décrit par Putzeys et Romiée.

Après la mort de l'animal, Cushny a toujours trouvé, et nous pouvons confirmer cette assertion, que le phrénique est parfaitement excitable.

La conclusion nette qui se dégage de toutes ces observations est que la gelséminine amorphe agit directement sur le centre de la respiration, situé dans la moelle allongée.

---

ad 3) Cushny nie absolument une influence directe quelconque de la gelséminine amorphe sur la circulation des animaux à sang chaud.

Moritz avait déjà émis l'opinion que les troubles circulatoires n'étaient que la conséquence des troubles respiratoires. Ce sont Putzeys et Romiée qui ont fait les expériences les mieux conduites à cet égard. Ils se sont adressés à des chiens, dont ils mettaient la carotide en rapport avec le kymographion de Ludwig. Ils injectaient le toxique dans la veine jugulaire externe; les animaux étaient maintenus en vie par la respiration artificielle.

Le premier effet de l'injection du poison, d'après ces deux auteurs, est une chute de la pression et une augmentation du nombre de pulsations, ces deux phénomènes étant connexes. La diminution de la pression est rapide, et une nouvelle injection ne modifie guère le niveau qu'elle vient d'atteindre. Lorsqu'on élimine l'influence du tonus vasculaire par la section de la moelle cervicale, une injection du toxique produit néanmoins la même descente de la pression. Donc, la « gelsémine » n'agit point en abaissant le tonus vasculaire, (ce qui réduit à néant l'opinion émise par Hull, Ott, Cordes), mais les modifications de la pression sanguine ont leur cause intime dans le cœur même, dans la paralysie des ganglions excito-moteurs intracardiaques, et dans la diminution consécutive du travail de l'organe.

Dans nos expériences sur le lapin, nous n'avons pas constaté de chute de la pression sanguine après injection de gelséminine amorphe. Par contre, l'expérience sur le chien nous donne à peu près les mêmes résultats qu'à Putzeys et Romiée, sauf que dans nos observations chaque injection du toxique s'est manifestée par un nouvel abaissement de la pression. L'explication de la différence d'action chez le lapin et le chien, doit être recherchée peut-être dans l'influence qu'exerce la gelséminine sur le vague.

Quant à la paralysie des nerfs vasomoteurs, nous avons bien observé, chez le chien, un certain degré de parésie, se développant à la longue, mais la paralysie proprement dite n'a jamais pu être obtenue.

---

ad 4) Putzeys et Romiée ont constaté les premiers que le principe toxique du gelsemium exerce une influence sur le vague.

Moritz, qui n'a pas eu connaissance du travail des auteurs belges, mentionne cette influence dans ses expériences sur les animaux à sang froid. Cushny de même, mais ni l'un, ni l'autre ne s'occupent de ce symptôme chez les animaux à sang chaud.

Putzeys et Romiée ont observé qu'après injection du toxique il y avait parfois un court ralentissement du cœur, auquel succédait constamment une accélération, et que le cœur se ralentissait graduellement avant de s'arrêter. Ils expliquent ces phénomènes en admettant que, comme l'atropine, le principe actif du gelsemium excite d'abord les terminaisons du vague dans le cœur. L'accélération constante est attribuée à l'anéantissement de la fonction modératrice des vagues. Le ralentissement final est d'origine intracardiaque, neuromusculaire.

Nos résultats s'accordent bien avec les observations de Putzeys et Romiée. L'existence du tonus du pneumogastrique chez le chien et son absence chez le lapin, peuvent nous rendre compte de la différence observée au cours de nos expériences.

---

ad 5) La gelséminine amorphe paralyse nettement les fibres sécrétoires allant à la glande sous-maxillaire, aussi bien celles qui sont fournies par le sympathique du cou que celles qui y arrivent par la corde du tympan.

Ce fait n'a pas encore été mentionné par aucun auteur.

Cette paralysie n'est pas la même que celle produite par l'atropine, car la muscarine peut faire reparaître la salivation.

---

ad 6) Quant à l'action, après application locale sur la cornée et la pupille, Cushny, ayant opéré sur lui-même, décrit une injection conjonctivale irritative, précédant la mydriase et la paralysie de l'accommodation. Il n'indique pas la concentration de sa solution. Il mentionne le danger d'intoxication générale après instillation de gelséminine amorphe dans le sac conjonctival du lapin.

Putzeys et Romiée nient l'influence irritative.

Ni Cushny, ni Putzeys et Romiée, ni Moritz, n'ont observé d'anesthésie de la cornée. Cependant celle-ci nous a paru constante.

CONCLUSIONS

Chez les animaux à sang chaud l'action de la gelséminine amorphe se manifeste donc en résumé par :

a) une paralysie progressive des centres moteurs cérébro-spinaux avec excitation préalable, produisant un tremblement spécial;

b) une modification des fonctions du centre respiratoire bulbaire, aboutissant en dernier ressort à sa paralysie;

c) une paralysie tardive du cœur, paralysie qui porte soit sur le myocarde, soit, plus probablement, sur les ganglions excito-moteurs;

d) la paralysie des fibres cardiaques d'arrêt du pneumogastrique;

e) la paralysie des fibres sécrétoires allant dans la glande sous-maxillaire;

f) la production, par application locale, de l'anesthésie de la cornée, et de la mydriase.

SECONDE PARTIE — CHLORHYDRATE DE GELSÉMININE CRISTALLISÉE

A. Chez les animaux a sang froid.

§ 1. Effet général.

La gelséminine cristallisée produit l'arrêt de la respiration, l'arrêt des mouvements volontaires, l'hyperexcitabilité médullaire, puis la disparition des mouvements réflexes, la flaccidité et la mort par arrêt du cœur.

Les grenouilles, rousses et vertes, auxquelles on a injecté 0 gr. 008-0,009 de chlorhydrate de gelséminine cristallisée par 10 gr. de poids d'animal, présentent ordinairement les phénomènes suivants :

Pendant les 15-20 premières minutes qui suivent l'injection sous-cutanée, l'animal paraît parfaitement normal, quant à son attitude et quant aux mouvements qu'on lui voit faire. Puis la respiration, en premier lieu surtout la respiration thoracique, commence à se ralentir. Cette dernière cesse par moment, lorsque l'animal reste immobile, pour reprendre au premier mouvement spontané ou provoqué. Bientôt après, les mouvements volontaires deviennent plus rares; la grenouille conserve plus longtemps l'attitude de l'animal normal au repos. Lorsqu'elle se déplace, ses mouvements ne sont plus exécutés avec la précision et la vigueur habituelles. Elle paraît raide, maladroite. Lorsqu'elle saute, elle tombe facilement sur un côté et reste alors un instant, les quatre extrémités écartées du tronc, avant de les ramener dans leur position normale. Lorsqu'elle saute dans le bocal où on la tient enfermée, elle tombe souvent contre la paroi, et reste alors un certain temps dans les positions parfois les plus bizarres.

Quand on met une de ces grenouilles sur le dos, elle fait des efforts vigoureux pour se retourner. Au début de l'intoxication elle réussit à se remettre sur ses pattes, quoi qu'avec peine. Plus tard, malgré ses efforts désespérés, elle ne se retourne plus; finalement elle se résigne à conserver quelques instants cette position, mais recommence ses tentatives de temps en temps.

A la longue, la raideur, qui suit chaque mouvement, s'accentue. L'animal ne peut plus sauter, il ne fait que ramper, marcher à la façon des crapauds.

La respiration thoracique cesse complètement, la respiration hyoïdienne devient rare et intermittente, la tête se relève vers le dos.

La sensibilité est intacte; après la moindre excitation la grenouille réagit vivement, quoique par le fait d'une certaine incoordination le résultat utile ne corresponde pas à ses efforts.

30-50 minutes après le début de l'intoxication les symptômes s'accentuent. A chaque mouvement provoqué (les mouvements spontanés ont pour ainsi dire complètement disparu), la grenouille entre en convulsion tétaniforme. Les jambes postérieures s'étendent en s'écartant; les antérieures, chez les mâles, se joignent en anneau au devant de la poitrine; la tête a une tendance marquée à se placer en opisthotonos.

Chaque excitation produit une forte convulsion tétaniforme, souvent suivie de 2 ou 3 petites secousses. Après la convulsion, la grenouille devient flasque et demeure étendue dans la position dans laquelle le hasard l'a placée. Les membres postérieurs sont en demi-extension, les antérieurs en abduction, le menton touche la table.

Même lorsque les excitations se suivent de près, la grenouille répond chaque fois en entrant en tétanos. Mais ces crises convulsives rapprochées perdent de leur intensité. En excitant l'animal 5 à 6 fois de suite, à 4-5 secondes d'intervalle, on finit par ne plus voir se produire aucune réaction. La grenouille est épuisée. 20-40 secondes de repos lui suffisent pour que l'excitation provoque de nouveau le tétanos.

Pendant cette période d'exagération des réflexes, la respiration a complètement cessé. Les mouvements volontaires ont disparu aussi, et le tétanos ne se produit que quand on excite l'animal, soit directement par pincement par exemple, soit en frappant un coup sec sur la table ou sur l'assiette où se trouve l'animal.

La période d'hyperexcitabilité qui s'est installée lentement, persiste pendant un certain temps (20-40 minutes), et diminue lentement aussi. Les convulsions deviennent moins complètes, moins vigoureuses; il faut des excitations toujours plus fortes et plus espacées pour les produire, l'épuisement est plus prompt et dure plus longtemps. La tête reste recourbée vers le dos, le tronc et les extrémités sont absolument flasques pendant le repos. Enfin une forte excitation ne produit plus qu'une ébauche d'extension dans les membres postérieurs, tandis que les antérieurs restent flasques.

Finalement, toute excitation, celle même d'un courant faradique, devient incapable de produire une réaction générale. L'animal est complètement flasque, immobile, inexcitable, les yeux mi-clos; la tête seule garde une certaine raideur, restant renversée vers le dos.

La grenouille paraît morte, mais le cœur continue à battre et les muscles restent excitables.

Après 20-40 heures le cœur s'arrête à son tour et la grenouille meurt, gardant, même après sa mort, une certaine rigidité dans la nuque.

En forçant les doses, jusqu'à 0 gr. 010-0,015 par 10 gr. tous ces phénomènes se déroulent dans un laps de temps plus court; on arrive à la flaccidité et à l'arrêt du cœur déjà après 2-3 heures. La période d'hyperexcitabilité peut être excessivement courte, et même échapper à l'observateur.

Quand on injecte une dose moyenne, 0 gr. 004-0,005 par 10 gr. de poids d'animal, le tableau reste à peu près identique; mais les différentes périodes de l'intoxication se produisent plus lentement et durent plus longtemps. La flaccidité complète ne se montre qu'après 10-15 heures. Alors l'animal reste immobile, sans respiration, inexcitable, pendant 24 heures et plus. Il paraît inanimé, mais l'observation attentive de la région précordiale permet de constater la persistance des battements du cœur. Après un certain temps de flaccidité absolue l'animal redevient excitable. Cette excitabilité s'accroît lentement, l'animal ne se meut pas encore spontanément, mais toute excitation produit une réaction qui devient de plus en plus vive, et qui finit par présenter le caractère convulsif. L'exagération des réflexes, d'abord faible, augmente, devient excessive, persiste un certain temps pour diminuer lentement. Les mouvements volontaires réapparaissent, la respiration se rétablit et après 3-4 jours la grenouille redevient normale.

Voici, comme exemple, la relation d'une expérience d'intoxication chez la grenouille.

Expérience XXIV.

Grenouille rousse mâle, de 33 gr.; injection dans le sac lymphatique dorsal de 0 gr. 005 de chlorhydrate de gelséminine cristallisée par 10 gr. d'animal; arrêt de la respiration et des mouvements volontaires; raideur, exagération des réflexes, flaccidité; puis exagération des réflexes, raideur et rétablissement complet.

29 nov. 99

2h 42′ On injecte dans le sac lymphatique dorsal 0 gr. 0165 de chlorhydrate de gelséminine cristallisée (0,825 cc. d'une solution à 2 %).

2h 56′ La grenouille est agitée, présente une certaine raideur des pattes antérieures qui sont écartées du tronc. Sauf ce détail, attitude normale et mouvements normaux.

3h Respiration thoracique très faible et superficielle. Respiration hyoïdienne diminuée.

3h 10′ Animal faible, se fatigue facilement. Ne se meut guère spontanément ; mis sur le dos, il se retourne lentement : il reste parfois dans des positions bizarres avant de se remettre en attitude normale. Immédiatement après une excitation il respire mieux. Il existe un certain degré de raideur et de maladresse dans les mouvements.

3h 15′ Mise sur le dos, la grenouille reste dans cette position après quelques efforts inutiles de défense. Respiration arrêtée. Lorsqu'on pince la grenouille, elle étend l'une des pattes postérieures ou même les deux pattes postérieures, et les membres, envahis de convulsions cloniques puis toniques, restent un instant en extension forcée ; puis l'animal les ramène en position normale.

3h 25′ Le pincement, un choc sur l'assiette, etc., produisent une extension tétaniforme des membres postérieurs qui ne sont ramenés qu'incomplètement une fois l'accès passé.

3h 30′ Membres antérieurs en anneau au-devant de la poitrine.

3h 34′ Convulsions tétaniques après chaque excitation. Epuisement rapide. Après 5-6 excitations se suivant de très près, la grenouille ne répond plus. 30 secondes de repos suffisent pour permettre à l'animal de rentrer en tétanos après une excitation.

4 h Répond très peu aux excitations. Tête recourbée vers le dos. Aucun mouvement spontané ; respiration arrêtée.

5 h Très peu excitable, flasque.

6 h Inexcitable au pincement, paraît inanimée.

30 nov. Immobile, inexcitable, sans respiration. Tête recourbée vers le dos. Animal flasque.

1er déc. Animal moins flasque ; bras en anneau au-devant de la poitrine. Tête en opisthotonos. Quelques mouvements respiratoires, aucun mouvement volontaire. Les excitations produisent de petites secousses musculaires du tronc et des extrémités postérieures, sans changement d'attitude.

2 déc. Raideur. Pas de mouvements volontaires. Respiration rare ; après excitation directe ou coup sec sur l'assiette, il se produit une extension violente tétaniforme des membres postérieurs. Epuisement rapide.

3 déc. Respiration plus fréquente, quelques mouvements spontanés ; raideur. La grenouille réagit toujours d'une manière exagérée.

4 déc. La grenouille est souple, vive, saute bien, respire bien ; elle paraît complètement normale.

De plus petites doses, 0 gr. 001-0,002 par 10 gr. de poids d'animal, ne produisent généralement qu'un ralentissement de la respiration et une certaine raideur des mouvements, sans exagération des réflexes. Des doses inférieures à 0 gr. 0005 par 10 gr. restent sans action aucune.

Nous n'avons jamais pu constater aucune différence au point de vue des phénomènes d'intoxication entre les grenouilles rousses et les vertes.

---

§ 2. Effet sur la respiration.

La gelséminine cristallisée paralyse le centre respiratoire.

La gelséminine cristallisée agit en premier lieu sur la respiration, comme nous venons de voir. Les mouvements de respiration deviennent rares, la respiration thoracique cesse, l'hyoïdienne diminue d'ampleur et de vitesse. Bientôt toute respiration s'arrête au repos pour reprendre après une excitation et pendant quelques instants, puis pour cesser de nouveau. Enfin l'excitation la plus forte devient incapable de rappeler le moindre mouvement respiratoire. L'animal, si la dose a été suffisante, meurt en apnée complète. S'il se rétablit, la respiration reparaît graduellement et les mouvements du thorax sont les derniers à réapparaître.

---

§ 3. Effet sur la circulation.

La gelséminine cristallisée arrête le cœur en diastole.

Nous avons fait nos expériences sur des grenouilles rousses et vertes et sur la tortue grecque ; les résultats en ont été semblables entre eux.

Après injection hypodermique ou après instillation directe sur le cœur d'une dose suffisante, on assiste à un ralentissement, puis à l'arrêt du cœur en diastole.

Pour étudier les détails de cette action sur le cœur, nous avons employé l'appareil de Williams. Tantôt le cœur plongeait dans une capsule renfermant une solution à 2,5 °/₀ de chlorhydrate de gelséminine cristallisée, procédé qui ne permet aucune appréciation de doses, tantôt nous avons injecté une quantité déterminée de gelséminine cristallisée dans la circulation artificielle. Les résultats ont toujours été concordants.

A fortes doses, il y a un ralentissement progressif des contractions cardiaques, une diminution de leur amplitude, et enfin l'arrêt survient en diastole.

Après cet arrêt, l'excitation mécanique est d'abord capable de faire battre de nouveau le cœur, et si l'on plonge ce dernier dans une infusion de muguet, il reprend partiellement et temporairement sa vigueur. Mais si l'intoxication est trop avancée, ni le muguet, ni l'atropine, ni l'excitation mécanique ne sont capables de rappeler les battements. La diastole absolue persiste.

En injectant dans la circulation artificielle de faibles doses successives du poison, on constate que la première est capable d'arrêter le cœur en diastole. Après excitation mécanique, le cœur reprend ses mouvements, et l'injection d'une seconde et d'une troisième dose ne provoquent plus l'arrêt immédiat, n'influencent le cœur qu'à la longue, tout en aboutissant néanmoins à l'arrêter, à le rendre inexcitable.

Citons un exemple :

Expérience XXV.

Grenouille rousse 32 gr.; cœur fixé à l'appareil Williams; injection dans la circulation artificielle de 0 gr. 0023 de chlorhydrate de gelséminine cristallisée en quatre fois; arrêt du cœur en diastole.

L'appareil de Williams renferme une solution physiologique de chlorure de sodium, et le cœur plonge dans une capsule renfermant cette même solution.

Heure.	Systoles en 60″	Amplitude en mm.	Observations.
4^h	27	2	Systoles égales régulières.
2′40″			On injecte dans la canule qui conduit au cœur 0 gr.0004 de chlorhydrate de gelséminine cristallisée, dans 0,25 cc. d'eau.
			Après l'injection, il se produit encore 7 systoles qui vont en diminuant et en s'espaçant; puis, quelques ondulations presque imperceptibles.
4^h 3′30″			Arrêt du cœur en diastole.
4′			Excitation mécanique du cœur, compression douce entre 2 doigts: pas d'effet.
4′25″			Id. Petit massage du cœur.
4′35″			Les systoles réapparaissent, d'abord petites et espacées, puis vont en augmentant.
4′50″	24	1,5	Systoles régulières.
6′20″			On injecte la canule qui conduit au cœur 0,50 cc. de solution de chlorure de sodium à 6 °/₀₀.
			Aucune influence ni sur le rythme ni sur l'amplitude des contractions.
7′	25	1,6	
8′	24	1,6	
10′55″			On injecte dans la canule qui conduit au

Heure.	Systoles en 60″	Amplitude en mm.	Observations.
			cœur 0 gr. 0005 de chlorhydrate de gelséminine cristallisée, dans 0,25 cc. d'eau.
4h11′10″	23	1,5-0,7	L'amplitude diminue graduellement.
12′10″	22	0,7-1	L'amplitude augmente.
13′10″	21	1-1,2	id.
14′10″	21	1,2-1,5	Les systoles vont en se renforçant.
16′15″			Injection, eodem loco, de 0 gr. 0006 de chlorhydrate de gelséminine cristallisée, dans 0,25 cc. d'eau.
			Après quelques systoles diminuant graduellement d'amplitude:
16′50″			Arrêt du cœur en diastole.
18′			L'excitation du cœur par compression douce entre deux doigts reste sans aucun effet.
19′			On répète la même excitation, le cœur ne
19′40″			présente que de faibles contractions fibrillaires, ne donnant rien au manomètre. Le
20′15″			volume du cœur ne change pas d'une façon appréciable.
21′			Malaxation douce du cœur sans résultat.
21′50″			id.
22′10″			id.
22′29″			Une systole spontanée de 0,5 mm. d'amplit.
22′36″			id. 1,2 id.
45″			id. 1,5 id.
22′50″	8	1,5	Systoles régulières.
24′	17	2	id.
25′	17	2	Systoles régulières.
26′10″			Injection eodem loco de 0 gr. 0008 de chlorhydrate de gelséminine cristallisée dans 0,25 cc. d'eau.
			Il se produit encore six systoles qui vont en diminuant graduellement.

Heure.	Systoles en 60″	Amplitude en mm.	Observations.
27′10″			Arrêt du ventricule en diastole, l'oreillette bat faiblement.
4h28′5″			Excitation mécanique sans résultat.
28′50″			id.
29′15″			Ventricule et oreillette en diastole.
29′45″			Excitation mécanique sans résultat.
30′20″			id.
31′15″			id.
31′45″			id.
32′10″			id.
4h33′			Le cœur est immobile, en diastole, inexcitable.

De nombreuses expériences pareilles sur des grenouilles ont toujours donné le même résultat.

Le cœur de la tortue présente absolument les mêmes phénomènes ; les doses nécessaires pour les obtenir sont seulement plus fortes.

---

§ 4. Action sur le système nerveux.

a) Motilité.

La gelséminine cristallisée paralyse les centres nerveux et le tronc des nerfs moteurs.

La gelséminine cristallisée influence en premier lieu sur les mouvements spontanés, qui deviennent maladroits, faibles, rares; bientôt une certaine raideur se déclare, la spontanéité des mouvements se perd entièrement, et on ne constate plus que des mouvements tétaniformes réflexes. Ceux-ci disparaissent à leur tour et l'animal reste flasque, inerte, quoiqu'encore vivant.

Les mouvements volontaires sont donc absolument abolis au moment où les nerfs et les muscles sont encore parfaitement excitables. Dans la période de flaccidité finale, on arrive parfois à constater que l'excitabilité des troncs nerveux persiste plus longtemps que l'excitabilité médullaire. Le plus souvent, l'excitabilité médullaire et celle des filets nerveux disparaissent simultanément.

Les nerfs, avant de perdre complètement leur excitabilité, montrent un épuisement facile. Il arrive un moment où un courant faradique produit encore une bonne contraction, tandis que le tétanos n'est plus réalisable.

L'excitabilité musculaire ne s'éteint qu'après la mort.

Nous avons pris beaucoup de tracés représentant la contraction de muscles empoisonnés par la gelséminine cristallisée, et le myographe n'a jamais accusé une altération de la contractilité musculaire même. Il arrive que les tracés de grenouilles saines diffèrent entre eux plus encore qu'ils ne diffèrent des tracés des animaux intoxiqués.

L'abolition de l'excitabilité du nerf provient-elle d'une action du toxique sur son tronc ou sur ses terminaisons?

A cet égard nous avons refait l'expérience de Cl. Bernard, soit sur tout l'arrière-train, soit sur une cuisse seule.

Après avoir soustrait, tantôt un seul des membres postérieurs, tantôt ces deux membres, à la circulation sanguine, on injectait le poison dans le péritoine ou dans le sac lymphatique dorsal de l'animal. Dans ces conditions, tous les nerfs qui peuvent subir le contact direct du poison deviennent inexcitables, tandis que ceux qui en sont préservés par la ligature répondent normalement. Les nerfs sciatiques sont inexcitables dans le bassin, excitables en aval de la ligature.

La gelséminine cristallisée n'agit donc point à la façon du curare qui respecte le tronc nerveux, alors qu'il a déjà atteint la plaque motrice; elle provoque la paralysie par le fait de son action sur le tronc même des nerfs moteurs.

---

b) Sensibilité.

La gelséminine cristallisée paralyse tardivement les nerfs sensitifs.

La sensibilité générale ne paraît pas tout d'abord influencée par la gelséminine cristallisée. Tant que les nerfs moteurs sont excitables, la faradisation produit une réaction générale. La cornée reste sensible. L'animal, même alors qu'il ne se meut plus spontanément, s'oriente encore sur l'assiette à laquelle on imprime un mouvement de rotation.

A la longue, les nerfs sensibles perdent leur conductibilité. L'expérience suivante le prouve :

Expérience XXVI.

Grenouille rousse de 28 gr.; opération de Cl. Bernard sur les deux cuisses; injection hypodermique dans la jambe gauche de 0 gr. 008 de chlorhydrate de gelséminine cristallisée. Paralysie des nerfs sensitifs et moteurs de la jambe gauche.

3h — On isole les deux nerfs sciatiques au tiers supérieur de la cuisse, et on fait une ligature circulaire de chaque cuisse, ne laissant en dehors d'elle que le nerf sciatique.

3h 25′ — Motilité et sensibilité parfaites dans les deux jambes et les deux pieds.

3h 35′ — On injecte sous la peau de la jambe gauche 0 gr. 008 de chlorhydrate de gelséminine cristallisée dans 0,40 cc. d'eau.

Injection sous-cutanée dans la jambe droite de 0,40 cc. de solution à 6 $^{0}/_{00}$ de chlorure de sodium.

5h — Sensibilité et motilité conservées dans les deux extrémités postérieures.

6h — Jambe et pied gauches beaucoup moins sensibles et moins mobiles que l'extrémité postérieure droite.

Lendemain 9h du matin. — Jambe et pied gauches insensibles et immobiles, par faradisation à travers la peau.

On écorche la jambe gauche :

Faradisation des muscles : faible contraction; on dénude le nerf tibial postérieur et on le faradise directement :

Aucune réaction locale (paralysie motrice).

Aucune réaction générale (paralysie sensitive).

Le nerf sciatique gauche est inexcitable sur tout son parcours situé au-dessous de la ligature.

L'extrémité postérieure droite, également liée, est parfaitement sensible et normalement mobile.

Nous avons en outre fait des expériences suivant la méthode de Türck.

Dans une première période, il n'y a point ou peu de différence de sensibilité entre la grenouille témoin et la grenouille intoxiquée. Dans quelques cas, il y a même une courte période de sensibilité exagérée chez l'animal empoisonné.

Au bout d'un certain temps, variable selon la dose, la sensibilité de l'animal qui a reçu la gelséminine diminue nettement.

L'expérience suivante le démontre :

Expérience XXVII.

On prend trois grenouilles rousses (I, II, III) de 25 gr. dont on détruit le cerveau, et qu'on suspend à un fil passant à travers les deux maxillaires.

L'excitation s'obtient avec de l'acide sulfurique dilué suivant le procédé que nous avons indiqué page 95.

(L'existence de réaction est figurée par le signe de +, son absence est marquée par O.)

Heure.	Concentration de H_2SO_4 en ‰.	Durée de l'excitation.	Grenouilles. I	II	III	
3h 58′	1	5″	O	O	O	On ne plonge dans la solution acide que le bout des orteils.
59′	1,2	5″	+	+	+	id.
4h 3′			Injection dans le sac lymphatique dorsal de			
			Rien.	1 cc d'eau.	0 gr. 01 de chlorhydrate de gelsémine cristallisée dans 1 cc. d'eau.	
5′	0,8	5″	+	+	+	id.
10′	1,0	5″	+	+	+	id.
15′	0,5	5″	O	+	O	id.
16′	0,6	5″	+	+	O	id.
17′	1,0	5″	+	+	O	id.
25′	1,2	5″	+	+	+	id.
28′	0,6	5″	+	+	O	id.
29′	1,0	5″	+	+	O	id.
30′	1,2	5″	+	+	+	id.
35′			Injection dans le sac lymphatique dorsal de			
			Rien.	1 cc d'eau.	0 gr. 01 de chlorhydrate de gelsémine cristallisée dans 1 cc. d'eau.	
41′	0,6	10″	+	+	O	id.
42′	0,8	10″	+	+	O	id.
45′	1,0	5″	+	+	O	id.
46′	1,2	5″	+	+	O	id.
47′	1,4	5″	+	+	+	id.
4h 55′			Injection dans le sac lymphatique dorsal de			
			Rien.	1 cc. d'eau.	0 gr. 0075 de chlorhydrate de gelsémine cristallisée dans 1 cc. d'eau.	
59′	0,8	10″	+	+	O	On ne fait plonger que le bout des orteils.
5h 12′	1,0	5″	+	+	O	id.
13′	1,2	5″	+	+	+	id.

Heure.	H_2SO_4 ‰	Durée de l'excitation.	I	II	III	
5h 17′	1,4	3″	+	+	0	On ne fait plonger que le bout des orteils.
18′	1,6	3″	+	+	0	id.
22′	1,4	7″	+	+	+	id.
34′	1,6	10″	+	+	0	id.
45′	2	20″	+	+	0	id.
46′	2,5	20″	+	+	+	id.
55′	3	20″	+	+	0	id.
56′	3,5	30″	+	+	+	id.
6h	4	5″	+	+	0	id.
1′	6	5″	+	+	0	id.
2′	6	10″	+	+	+	id.
7′	7	1″	+	+	0	id.
10′	8	1″	+	+	0	id.
14′	9	1″	+	+	0	id.
16′	10	1″	+	+	0	id.
17′	2	1″	+	+	0	Le pied plonge jusqu'à l'articulation tibio-tarsienne.
23′	5	1″	+	+	+	id.
30′	4,5	1″	+	+	0	id.
35′	5	1″	+	+	0	id.
36′	7	1″	+	+	0	id.
37′	8	1″	+	+	0	id.
38′	10	1″	+	+	0	id.
39′	15	1″	+	+	0	id.
40′	20	1″	+	+	0	id.
42′	20	20″	+	+	+	id.
55′	0,5	5″	0	+	0	id.
56′	0,8	2″	+	+	0	id.

7h Ouverture du corps N° III : Cœur ralenti, les nerfs et la moelle réagissent assez bien à une excitation par le courant faradique.

7h 5′ Ouverture des corps N° I et II : Cœur normal ; nerfs et moelle très excitables.

c) Réflexes.

La gelséminine cristallisée produit l'exagération des réflexes médullaires.

La gelséminine cristallisée est un agent qui exagère nettement les réflexes. La période d'hyperexcitabilité est assez lente à se produire, elle est courte mais ne manque jamais, si la dose employée a été assez forte. Cette exagération d'excitabilité n'atteint jamais l'intensité de celle que provoque la strychnine; elle a en outre la propriété remarquable de s'épuiser rapidement.

Quand la grenouille traverse la période pendant laquelle l'hyperexcitabilité est à son maximum, il suffit de l'exciter 10 fois de suite rapidement pour voir que chaque excitation produit un effet moindre, et parfois même avant la dixième excitation l'animal ne répond plus du tout. Mais un repos de courte durée suffit pour faire revenir l'excitabilité.

Dans une période plus avancée de l'intoxication, le tétanos par faradisation directe de la moelle n'est plus réalisable.

L'hyperexcitabilité dont nous venons de parler peut être d'origine cérébro-spinale ou médullaire. Une série d'expériences dans lesquelles nous avons pratiqué la section de la moelle épinière au-dessous du bulbe nous a prouvé que l'origine de l'exagération des réflexes doit être cherchée dans la moelle même.

---

d) Influence sur le vague.

La gelséminine cristallisée paralyse les fibres d'arrêt cardiaques du pneumogastrique.

A ce point de vue, les grenouilles rousses et vertes ainsi que la tortue réagissent d'une manière identique vis-à-vis de la gelséminine cristallisée.

Après injection sous-cutanée ou après instillation directe sur le cœur d'une dose de chlorhydrate de gelséminine cristallisée qui serait incapable de produire l'hyperexcitabilité réflexe ou l'affaiblissement des mouvements, à un moment où l'animal paraît encore absolument normal, on constate que la faradisation des nerfs vagues reste sans influence sur le cœur. L'injection hypodermique ou l'instillation directe de muscarine n'a que peu ou point d'action, selon la dose de gelséminine administrée préalablement.

De même un cœur arrêté en diastole par la muscarine reprend entièrement ses battements sous l'influence de la gelséminine cristallisée. Tous ces phénomènes ne s'observent que pendant une certaine période de l'empoisonnement, car comme nous l'avons vu, la gelséminine cristallisée finit par paralyser le cœur. 0 gr. 002 de ce sel, en instillation sur le cœur, suffisent pour paralyser les fibres d'arrêt du vague chez la grenouille ; 0 gr. 007 donnent le même résultat en injection hypodermique.

B. Chez les animaux a sang chaud.

§ 1. Effet général.

Nous avons injecté de la gelséminine cristallisée, sous forme de chlorhydrate, à des

lapins	jusqu'à	gr.	0,115	par kilo.
cobayes	»	»	0,093	»
chiens	»	»	0,060	»
chats	»	»	0,040	»

sans obtenir le moindre effet visible. Les animaux injectés continuaient à se comporter comme des animaux normaux.

---

§ 2. Effet sur la respiration.

Ici encore, nous n'avons observé aucun phénomène anormal.

---

§ 3. Effet sur la circulation.

Les fortes doses mentionnées n'ont pas donné d'effet visible. Nous reviendrons d'ailleurs sur cette question dans le paragraphe suivant.

---

§ 4. Effet sur le système nerveux.

a) Motilité.

La gelséminine cristallisée injectée dans la gaine d'un nerf moteur en produit la section physiologique incomplète.

Les doses que nous avons indiquées n'ont produit, ni par injection sous-cutanée ni par injection intraveineuse le moindre trouble moteur. Par contre, si l'on injecte une goutte d'une solution à 2 °/₀ de chlorhydrate de gelséminime cristallisée dans la gaine d'un gros nerf, du sciatique par exemple, au bout de quelques minutes un courant faradique, appliqué en amont de l'injection, ne produit plus que de faibles contractions dans l'extrémité correspondante ; nous ne sommes jamais arrivé à produire la section physiologique complète des filets moteurs, mais nous avons toujours observé une diminution indéniable de la conductibilité.

Cet effet ressemble donc à celui qu'on obtient avec la cocaïne ; mais il est moins accentué.

b) Sensibilité.

La gelséminine cristallisée injectée dans la gaine d'un nerf sensitif en produit la section physiologique complète.

Les injections pratiquées aux doses que nous avons indiquées n'ont jamais produit de diminution de la sensibilité, ni d'anesthésie ; par contre, si on pratique de la façon que nous venons de décrire, une injection dans la gaine d'un nerf, on produit la section physiologique complète des filets sensitifs. Un courant faradique appliqué sur le nerf ainsi traité, en aval du point où a été faite l'injection, ne produit plus de réaction générale.

Comme on l'observe avec la cocaïne, la partie du nerf qui baigne dans une solution un peu concentrée de gelséminine cristallisée, a perdu complètement la faculté de transmettre une excitation périphérique. Cette abolition de conductibilité peut persister pendant plusieurs heures.

---

c) Réflexes.

Les réflexes ne sont pas influencés par injection hypodermique ou intraveineuse de gelséminine cristallisée aux doses que nous avons indiquées.

---

d) Influence sur le vague.

La gelséminine cristallisée paralyse les fibres d'arrêt cardiaques du pneumogastrique.

Nos expériences sur des lapins, chiens, chats et des pigeons, ont démontré que la gelséminine cristallisée agit sur le vague. Ce sel, injecté à la dose de 0 gr. 04 dans la veine d'un lapin, amène, au bout de quelques minutes, la paralysie complète des fibres d'arrêt du pneumogastrique. La muscarine ne peut modifier cet effet de la gelséminine cristallisée injectée à cette dose, tandis qu'après usage d'une dose plus faible, une forte injection de muscarine produit un ralentissement du cœur, mais non plus l'arrêt complet.

Le pigeon présente la paralysie des mêmes fibres du vague lorsqu'on lui injecte une dose de 0 gr. 004 de chlorhydrate de gelséminine cristallisée.

Chez le chien, une dose de 0 gr. 02 par kilog.; chez le chat, une dose de 0 gr. 03 par kilog., donnent le même résultat.

---

e) Influence sur les nerfs salivaires.

La gelséminine cristallisée paralyse les nerfs sécrétoires de la glande sous-maxillaire.

En procédant de la manière décrite page 105 et suiv. (expérience XXI), nous sommes arrivés à constater que, chez le chien, une dose de 0 gr. 05 par kilog. paralyse les nerfs sécrétoires de la glande sous-maxillaire, les fibres provenant de la corde du tympan comme celles provenant du grand sympathique cervical.

Les filets sympathiques qui se rendent au muscle orbitaire et à l'iris, sont respectés. Les fibres vasomotrices du lingual qui se distribuent à la langue, sont influencées, mais non paralysées complètement. Cette paralysie vis-à-vis de l'excitation produite par le courant faradique cède à l'action de la muscarine, qui rappelle toujours la salivation.

---

f) Influence sur la cornée et la pupille.

Appliquée localement, la gelséminine cristallisée produit la mydriase et l'anesthésie cornéenne.

Après instillation dans l'œil d'un lapin ou d'un chat de quelques gouttes d'une solution à 2 °/₀ de chlorhydrate de gelséminine cristallisée, on observe d'abord, au bout de 10 minutes environ, une diminution de la sensibilité de la cornée, et, par instillations successives, on peut arriver à produire l'anesthésie complète.

La mydriase se montre aussi; elle est beaucoup plus lente à s'établir, mais persiste plus longtemps que l'anesthésie. Nous n'avons pas observé de réaction irritative après instillation de notre solution.

---

g) Injections intra-cérébrale et intra-rachidienne.

L'injection intra-cérébrale et intra-rachidienne permet de démontrer que la gelséminine cristallisée produit la mort par un mécanisme semblable à celui que met en jeu la gelséminine amorphe.

Enfin, nous avons fait des injections intra-cérébrales, après trépanation, et des injections intra-rachidiennes, en conduisant l'aiguille de la seringue de Pravaz entre la dernière vertèbre lombaire et le sacrum jusque sous la dure-mère rachidienne.

Les injections intra-cérébrales, faites sur des lapins et des cobayes, ont constamment été mortelles, à la dose de 0 gr. 006 chez le lapin de 1200 gr. environ, et à la dose de 0 gr. 002 chez le cobaye de 350 gr. environ.

Quant aux phénomènes présentés par les animaux intoxiqués de cette manière, ce qui frappe le plus, c'est que la mort a toujours été la conséquence de l'arrêt de la respiration.

La sensibilité persiste jusqu'à l'agonie.

Les phénomènes moteurs, convulsions, accès épileptiformes, ne se sont pas montrés d'une manière constante. D'ailleurs, d'après les observations inédites de M. le professeur A. Mayor, les résultats observés après injection intra-cérébrale de certaines substances varient énormément selon le point de l'injection et la profondeur à laquelle on la fait pénétrer.

D'autre part, des substances absolument différentes peuvent provoquer des symptômes semblables. C'est pourquoi nous ne faisons que mentionner ces expériences, sans entrer dans plus de détails.

L'injection intra-rachidienne, faite sur des cobayes de 300 à 350 gr. de poids, n'a pas donné non plus de résultats concordants. D'habitude, de fortes doses de 0 gr. 025 ont amené la mort par asphyxie en 10-15 minutes, d'autres fois des doses de 0 gr. 015 ont foudroyé l'animal.

Ce qui est surtout intéressant, c'est de constater que des doses relativement faibles, injectées dans le rachis, amènent la mort, tandis que la dose beaucoup plus forte, mise sous la peau, ne produit absolument rien d'appréciable.

Ce caractère n'appartient d'ailleurs pas exclusivement à la gelséminine cristallisée, tant s'en faut.

DISCUSSION

Nos expériences nous autorisent à attribuer au chlorhydrate de gelséminine cristallisée les actions suivantes :

A. Chez les animaux a sang froid.

1° l'arrêt des mouvements volontaires;
2° l'arrêt de la respiration;
3° l'augmentation, puis la disparition de l'excitabilité réflexe;
4° la paralysie des fibres cardiaques d'arrêt du vague;
5° l'arrêt du cœur en diastole.

Notons d'abord que nos expériences ne peuvent être rapprochées que de celles faites par Murrell et Ringer, par Burdon-Sanderson, par Rouch et par Cushny. Ce sont les seuls auteurs qui ont eu à leur disposition l'alcaloïde pur, exempt de gelséminine amorphe.

Rouch, n'ayant pas poursuivi assez longtemps ses travaux, considère ses propres résultats comme incertains.

Murrell et Ringer et Burdon-Sanderson, de leur côté, n'ont fait que peu d'expériences avec la gelséminine cristallisée pure de Gerrard ; d'ailleurs ils ne spécifient pas toujours, au courant de l'exposé de leurs recherches, le produit employé, mais se contentent le plus souvent du terme vague de « gelseminum. »

Rouch trouvait une différence d'action selon l'espèce de grenouilles à laquelle il s'adressait.

Pour Cushny, au contraire, il ne s'agit que de variations dans la sensibilité vis-à-vis du toxique, lequel détermine des phénomènes identiques, que l'on emploie des grenouilles rousses ou la grenouille verte. Nous nous rangeons à son avis.

---

ad 1) La disparition des mouvements volontaires à une période où les muscles et nerfs ont conservé parfaitement leur excitabilité normale, ne peut dépendre que d'une action directe déprimante sur les centres cérébraux.

---

ad 2) L'arrêt de la respiration est attribuable à une influence du toxique sur le centre bulbaire de la respiration.

Tous les auteurs sont d'accord sur ce point.

---

ad 3) L'exagération des réflexes qui se montre toujours pendant un certain temps et qui produit la raideur des mouvements, la position des bras en anneau chez les mâles, et les convulsions tétaniformes, doit dépendre d'une exagération du pouvoir réflexe de la moelle. Tous les auteurs admettent cette hypothèse, et le fait que les sections de la moelle n'abolissent pas l'hyperexcitabilité des parties séparées du cerveau, le prouve suffisamment.

Cushny va plus loin; il admet comme très probable que la moelle reste toujours dans son état d'hyperexcitabilité et que la paralysie progressive des nerfs moteurs, spécialement de leurs terminaisons intra-musculaires, cache l'influence de la moelle sur les mouvements dans un stade plus avancé de l'intoxication.

Nous ne pouvons pas admettre cette opinion ; pour nous, la moelle, après avoir traversé un état d'hyperexcitabilité, finit par se paralyser.

En effet, nous avons souvent trouvé des différences d'excitabilité entre la moelle et les nerfs. Il arrive que l'excitation de la moelle cervicale ne produise rien autre que de petits mouvements des membres antérieurs; que l'excitation de la moelle postérieure ne produise aucune réaction motrice; tandis que, si l'on applique le même courant faradique aux nerfs brachiaux ou sacrés, on voit se produire encore des contractions énergiques.

La moelle se paralyse donc avant les nerfs, et la gelséminine cristallisée se rapproche à cet égard de la strychnine.

Les nerfs moteurs finissent par être paralysés. Ce sont les troncs qui sont sûrement affectés, comme nos expériences l'ont prouvé. Cushny admet une action semblable à celle du curare, opinion que nos expériences démontrent être insoutenable.

Cushny nie de même que la gelséminine cristallisée ait la moindre action sur les nerfs sensitifs. Nos expériences démontrent le contraire.

Un seul auteur, Berger, crut constater une diminution de l'excitabilité musculaire.

Cushny et tous les auteurs modernes nient ce phénomène et nous devons le nier à notre tour, nos expériences au myographe parlant clairement contre l'existence d'une action de ce genre.

---

ad 4). Rouch cite l'action de la gelséminine cristallisée sur le vague. Cushny au contraire n'en dit rien.

L'action de la gelséminine est comparable à cet égard à celle de l'atropine, mais elle est plus faible. La muscarine est l'antagoniste de la gelséminine cristallisée.

---

ad 5). L'action tardive sur le cœur est très bien décrite par Cushny, qui l'explique par une paralysie du myocarde. On peut admettre cette opinion ; rien ne prouve cependant qu'il n'y ait pas une action paralysante de la gelséminine cristallisée sur les ganglions excitomoteurs.

CONCLUSIONS

En résumé, la gelséminine cristallisée produit chez les animaux à sang froid :

a) une paralysie des fonctions cérébrales;

b) une forte exagération des réflexes spinaux, avec paralysie consécutive de la moelle;

c) la paralysie tardive des troncs des nerfs moteurs et sensitifs;

d) la paralysie des fibres d'arrêt cardiaques du vague;

e) la paralysie finale du cœur.

B. CHEZ LES ANIMAUX A SANG CHAUD.

L'action de la gelséminine cristallisée se manifeste par les phénomènes suivants :

1° la paralysie des fibres d'arrêt cardiaques du vague; 2° la paralysie des fibres sécrétoires salivaires de la glande sous-maxillaire.	Après injection hypodermique ou intraveineuse aux doses citées ci-dessus.

3° la section physiologique des nerfs après injection du toxique dans la gaine d'un nerf;

4° l'anesthésie de la cornée et la mydriase après instillation locale.

Nous n'avons pas obtenu d'effet général par injection sous-cutanée ou intraveineuse aux doses que nous avons mentionnées. Cushny conteste toute influence (même à la dose de 0 gr. 50 chez un lapin de 2000 gr. environ) sur l'état général, la respiration, la pression sanguine, la température. Nous sommes parfaitement d'accord, et nous admettons, avec Cushny, que les auteurs, comme Murrell et Ringer, Burdon-Sanderson, Rouch, qui observèrent une paralysie de la respiration après instillation dans l'œil de très faibles quantités, ont employé un mélange de gelséminine cristallisée et amorphe.

Par contre, l'action sur les fibres d'arrêt du vague et sur les fibres sécrétoires salivaires est incontestable, ainsi que l'action se rapprochant de celle de la cocaïne, par injection dans la gaine d'un nerf.

L'instillation dans l'œil a donné à Tweedy une injection ciliaire passagère, un léger myosis suivi de forte mydriase, sans troubles de l'accommodation.

Cushny ne trouve que de l'injection périkératique sans autre résultat. Nous avons constamment obtenu la mydriase, avec l'anesthésie de la cornée, sans phénomènes irritatifs. Donc, ici encore, action semblable mais plus lente et plus faible, que celle de la cocaïne.

ANNEXE

a) En comparant l'action des deux alcaloïdes du gelsemium sempervirens, *administrés par voie hypodermique*, nous avons le tableau suivant :

A. Chez les animaux a sang froid :

	Gelséminine amorphe.	Gelséminine cristallisée.
Centres moteurs.	Paralysie.	Paralysie.
Nerfs moteurs.	Paralysie tardive.	Paralysie tardive.
Nerfs sensitifs.	Paralysie tardive.	Paralysie tardive.
Réflexes.	*Diminution.*	*Exagération.*
Vagues (fibres d'arrêt).	Paralysie.	Paralysie.
Cœur.	Paralysie tardive.	Paralysie tardive.
Respiration.	Arrêt par paralysie du centre.	Arrêt par paralysie du centre.

B. Chez les animaux a sang chaud

(aux doses citées plus haut).

	Gelséminine amorphe.	Gelséminine cristallisée.
Centres moteurs.	Paralysie.	Aucun effet.
Nerfs moteurs.	Pas d'effet.	Pas d'effet.
Nerfs sensitifs.	Pas d'effet.	Pas d'effet.
Réflexes.	Exagération légère temporaire.	Pas d'effet.
Vague (fibres d'arrêt).	Paralysie.	Paralysie.
Nerfs salivaires.	Paralysie.	Paralysie.
Cœur.	Affaiblissement.	Pas d'effet.
Respiration.	Arrêt par paradu centre.	Pas d'effet.

---

b) Dans leurs classifications, les auteurs ont rangé le gelsemium tantôt parmi les médicaments modérateurs réflexes (Manquat), tantôt parmi les substances agissant à la manière de l'opium (Nothnagel et Rossbach).

En effet, il est peu aisé d'attribuer au principe actif du gelsemium sempervirens une place bien déterminée dans l'arsenal thérapeutique.

Sans présenter de parenté intime avec aucun autre médicament, il peut être comparé à plusieurs d'entre eux, desquels il se rapproche par certaines de ses propriétés tandis que par d'autres il s'en éloigne.

Un coup d'œil rapide jeté sur l'action de quelques toxiques que le gelsemium rappelle par certains côtés, fera comprendre ce que nous voulons dire.

1° Acide cyanhydrique.

L'action puissante qu'exercent sur le centre respiratoire la gelséminine cristallisée pour ce qui est des animaux à sang froid, l'amorphe chez les deux ordres d'animaux, rappelle l'acide cyanhydrique. Mais là se borne la ressemblance.

2° Morphine.

La morphine atteint d'une façon intense le centre de la respiration. Les centres cérébraux réagissent différemment selon les espèces animales et selon les races humaines. L'excitabilité réflexe, après une période d'exaltation, est fortement diminuée. La morphine, mise en contact avec un nerf sensible, produit des phénomènes de paralysie dans le domaine de ce nerf. Dans les mêmes conditions, les nerfs moteurs sont influencés, mais ne sont jamais complètement paralysés (Gscheidlen).

La gelséminine amorphe ayant une action semblable, on comprend que Nothnagel et Rossbach, guidés par ces considérations, aient traité le gelsemium à la suite de l'opium.

Il est superflu de rappeler que l'action de la gelséminine sur le pneumogastrique, sur les nerfs salivaires, etc., ne se retrouve nullement chez l'alcaloïde de l'opium.

3° Conine.

Nous avons vu plus haut que Cushny appuie sur la parenté intime de la gelséminine amorphe et de la conine.

Cette manière de voir ne résiste pas à la critique.

La *conine* tue par paralysie des appareils périphériques de la respiration.	La *gelséminine amorphe* tue par paralysie du centre respiratoire.
La *conine* paralyse la plaque terminale des nerfs moteurs.	La *gelséminine amorphe* paralyse le tronc des nerfs moteurs.
La *conine* paralyse les fibres sympathiques qui dilatent la pupille.	La *gelséminine amorphe* respecte ces fibres.
La *conine* ne paralyse pas les nerfs sécréteurs de la glande sous-maxillaire.	La *gelséminine amorphe* paralyse ces filets.
Les centres nerveux ne sont probablement pas influencés directement par la *conine* (J.-L. Prevost [1]) ou ils le sont très tardivement (Damourette et Pelvet [2]).	La *gelséminine amorphe* affecte gravement et d'une manière précoce les centres nerveux.

Voilà les principales différences.

Leur action commune est la paralysie des fibres cardiaques d'arrêt du pneumogastrique.

4° Atropine.

L'action sur le pneumogastrique, sur les filets sécrétoires de la corde du tympan, sur la pupille, est, dans les grandes lignes, commune à l'atropine et à la gelséminine.

Mais si l'influence que l'un et l'autre toxique exercent sur les centres nerveux paraît aussi présenter quelque analogie, celle sur les diverses parties du nerf moteur semble être inverse en quelque sorte.

Quant à l'action sur le centre respiratoire, elle est diamétralement opposée chez les deux alcaloïdes.

[1] Recherches relatives à l'action physiologique du bromhydrate de conine. *Arch. de Physiol.*, 1880, II série, p. 40.

[2] Etude de physiol. expér. et thérapeut. sur la ciguë et son alcaloïde. *Gaz. méd. de Paris,* 1870. N° 9 et suivants.

L'atropine tue par paralysie du cœur, la gelséminine par paralysie de la respiration.

5° Curare.

Nous avons déjà insisté sur le fait que, contrairement à l'opinion de tous les auteurs, la gelséminine n'agit pas sur les terminaisons des nerfs moteurs, mais sur le tronc même de ces nerfs.

La seule analogie qui existe entre l'action de la gelséminine et du curare consiste donc dans la paralysie finale de la moelle et des nerfs sensitifs.

L'influence du curare sur le pneumogastrique est trop inconstante pour permettre un parallèle de ce toxique avec la gelséminine.

6° Cocaïne.

La mydriase, l'anesthésie de la cornée et de la conjonctive que produit la gelséminine après application locale, la section physiologique (incomplète d'ailleurs) à laquelle elle donne lieu après injection dans la gaine d'un nerf, rappellent l'action de la cocaïne; mais là s'arrête l'analogie. Du reste, les effets de la gelséminine sont moins rapides, moins puissants et moins complets que ceux de la cocaïne.

7° Strychnine.

Il existe certainement une analogie entre l'influence de la strychnine sur l'excitabilité médullaire et celle de la gelséminine cristallisée.

Mais, à notre avis, Cushny va trop loin en faisant entrer la gelséminine cristallisée dans le groupe de la strychnine.

La gelséminine n'agit, sous ce rapport, que sur les animaux à sang froid ; comme beaucoup d'auteurs l'ont énoncé avant nous, le tétanos gelséminique diffère notablement du tétanos strychnique.

Quant à l'action sur le centre respiratoire, sur le pneumogastrique, sur les nerfs salivaires, sur les nerfs périphériques, etc., nous ne trouvons plus trace d'analogie entre ces deux substances.

CHAPITRE IV

ACCOUTUMANCE

Nous avons fait en outre quelques séries d'expériences sur des rats, avec la gelséminine amorphe, pour nous rendre compte s'il peut se développer une certaine accoutumance pour ce poison.

Après avoir déterminé soigneusement la quantité minimale mortelle pour 100 gr. de poids d'animal, nous avons procédé par injections hypodermiques journalières, en commençant par la moitié de la dose mortelle et en l'augmentant très lentement.

Nous n'avons jamais pu arriver à faire supporter le double de la dose mortelle.

La moyenne de la dose léthale a été de 0 gr. 000024 pour 100 gr. de rat. En allant progressivement nous avons pu, au bout de quinze jours à trois semaines, obtenir la survie après injection de 0 gr. 000036-0,000038 pour 100 gr. de poids d'animal.

Les animaux présentaient pendant tout le cours des expériences, après chaque injection, la faiblesse musculaire et la dyspnée caractéristiques, et si la dose dépassait 0 gr. 000038 pour 100 gr., la mort a toujours été le résultat de la paralysie respiratoire.

Tout en admettant, avec Moritz, que l'organisme se débarrasse rapidement d'une dose de poison non fatale, nous devons constater que l'accoutumance n'a lieu qu'en des limites très restreintes.

CHAPITRE V

ÉQUIVALENT TOXIQUE

1° Chlorhydrate de gelséminine amorphe.

L'injection hypodermique entraîne la mort:

chez la grenouille, rarement après 0 gr. 001-0,002, toujours après 0 gr. 003, pour 10 gr. de poids;

Chez le lapin	à la dose de	gr. 0,00060:	1000 gr. de poids de l'animal;
le rat blanc	id.	0,00025:	id.
la souris	id.	0,00015:	id.
le cobaye	id.	0,00100:	id.
le chien	id.	0,00054:	id.

Le cobaye paraît donc, toutes proportions gardées, le mieux résister à ce toxique.

2° Chlorhydrate de gelséminine cristallisée.

L'injection hypodermique tue la grenouille à raison de 0 gr. 006-0,008 pour 10 gr.

Nous avons vu que les animaux à sang chaud supportent impunément les doses suivantes :

le lapin	gr. 0,115	pour 1000 gr. de poids
le cobaye	gr. 0,093	id.
le chien	gr. 0,060	id.

Donc des doses 90-200 fois plus fortes que la dose mortelle de chlorhydrate de gelséminine amorphe ne déterminent aucune modification de l'état général.

3° Teintures.

La teinture de gelsemium du codex français est au titre de 1 : 5, la teinture de la pharmacopée helvétique, troisième édition, à celui de 1 : 10.

La gelséminine cristallisée ayant en tout cas une action 100 fois moindre que la gelséminine amorphe, pour les animaux à sang chaud, on peut admettre que l'activité de la teinture dépend de sa teneur en gelséminine amorphe, et négliger complètement sa teneur en gelséminine cristallisée.

D'après Merck, la racine renferme 0,5 ‰ de gelséminine amorphe.

Les teintures de gelsemium renferment donc, si toute la gelséminine passe dans la solution (teneur maxima), les propositions suivantes :

1 cc. de teinture du codex = gr. 0,0001 de gelséminine amorphe,

1 cc. de teinture de la pharmacopée helvétique = gr. 0,00005 de gelséminine amorphe.

Si la proportion indiquée par Merck se rapporte véritablement à la teneur en alcaloïde de la racine, et non au rendement, la dose minimale toxique serait donc pour :

		TEINTURE	
		Codex.	Pharmacopée helvétique.
1000 gr. de	lapin. . . .	6 cc.	12 cc.
id.	rat blanc . .	2,50 cc.	5 cc.
id.	souris . . .	1,50 cc.	3 cc.
id.	cobaye . . .	10 cc.	5 cc.
id.	chien . . .	5,4 cc.	10,8 cc.

Nous avons fait quelques expériences qui montrent que d'habitude les animaux meurent avec des doses 6-8 fois moindres qu'elles ne sont indiquées dans le tableau calculé théoriquement, et qu'il y a des différences énormes entre les teintures de même provenance.

Il arrive qu'une teinture de la pharmacopée helvétique, par exemple, amène la mort à une dose à laquelle certains échantillons de teinture du codex, administrés à un animal de même taille, ne produisent qu'une faible intoxication. Or, la teinture française devrait au contraire être la plus active, puisque son titre est deux fois plus fort.

Les chiffres que nous obtenons par le calcul n'ont donc aucune valeur, ni quant à l'activité absolue des teintures, ni quant à leur énergie comparative.

Cushny indique les doses mortelles suivantes :

Grenouille gr. 0,005.
Lapin gr. 0,0005 pour 1000 gr.

pour la gelséminine amorphe.

Ces chiffres se rapprochent beaucoup des nôtres.

Moritz a trouvé, comme dose mortelle, pour sa préparation appelée chlorhydrate de gelséminine :

Lapin : gr. 0,0005-0,0006 pour 1000 gr.

D'après cet auteur, la teinture allemande renferme à peu près 0,8 °/₀₀ de substance active ; donc la dose mortelle minima serait de : teinture de gelsemium allemande 0,6-0,7 cc., pour 1000 gr. de lapin.

Moritz a comparé les différents produits qui étaient à sa disposition, et qui n'ont plus actuellement qu'un intérêt historique.

Il admet que la dose mortelle pour l'homme est égale à 60 fois la dose toxique pour 1000 gr. de lapin, et donne comme dose minimale mortelle pour un homme adulte :

Gelsémine Wormley . . . . 0,3-0,4 gr.
Teinture de gelsemium (allemande). 36 gr.
Extrait de gelsemium. . . . . . 1,8-2,4 gr.

En adoptant la même manière de voir, on aurait, comme dose minimale mortelle pour un homme adulte :

Chlorhydrate de gelséminine amorphe 0 gr. 036.
Extrait fluide américain. . . . . . 72 gr.

En prenant comme point de départ la dose toxique moyenne des teintures pour le lapin (d'après nos expériences les doses moyennes sont: 0,80-1,0 cc. de teinture du codex français; 1,20-1,50 cc. de teinture de la pharmacopée helvétique, pour 1000 gr. de lapin), on aurait comme dose mortelle chez l'adulte :

Teinture du codex. . . . . 48-60 cc.
Teinture de la pharmacopée helvétique. 72-90 cc.

Ces chiffres sont évidemment exagérés.

Rappelons-nous que Pinkham a observé une intoxication sérieuse quoique non suivie de mort, après absorption de 40 gouttes d'extrait fluide américain, par un homme adulte; que Boutelle cite un cas de mort après une dose de deux cuillerées à thé (soit 10 gr.) du même extrait, que Wormley a vu mourir une femme après ingestion de trois cuillerées à thé (soit 15 gr.) d'extrait fluide américain.

Il n'est point scientifique, du reste, de vouloir conclure sans restriction de l'animal à l'homme.

La teinture et les extraits renferment, d'ailleurs, à côté de la gelséminine amorphe, dont nous connaissons la toxicité, et de la gelséminine cristallisée, qui étant au moins 100 fois moins active que la première peut être négligée sous ce rapport, de la gelsémine résinoïde et de l'acide gelséminique.

Ce dernier, d'après Schwarz [1], n'influence pas l'organisme, même à hautes doses. Ott en fait un corps produisant de l'hyperesthésie et des convulsions tétaniformes.

Nous n'avons pas d'opinion personnelle, n'ayant jamais eu l'occasion de manier l'acide gelséminique, mais la question mériterait d'être reprise.

La gelsémine résinoïde n'est pas dépourvue de toxicité.

De faibles doses de 0 gr. 01-0,02 de cette substance introduites dans le sac lymphatique dorsal d'une grenouille, de 20 gr. environ,

[1] Thèse de Dorpat 1882; *Der forensisch-chemische Nachweis des Gelsemins.*

produisent à la longue (après 6 - 12 heures) une paralysie complète avec flaccidité et arrêt de la respiration. Son action ressemble donc à celle de la gelséminine amorphe, et du reste la gelsémine résinoïde renferme peut-être des traces de cet alcaloïde.

Nous nous sommes permis de consigner ici ces quelques réflexions sans entrer dans des détails, qui dépasseraient les limites que nous nous sommes fixé pour ce travail.

CHAPITRE VI

Moritz, quant à l'application des préparations du gelsemium en thérapeutique humaine, recommande de fortes doses de teinture, trouvant que les doses ordinaires de 5-30 gouttes[1] doivent être dépourvues d'action. Pourtant il recommande de faire quelques expériences préliminaires sur l'animal, avant de prescrire, afin de déterminer la toxicité de la teinture à employer.

Cushny s'oppose formellement à l'emploi thérapeutique du gelsemium, ne lui trouvant que des contre-indications.

Pour notre compte personnel, nous estimons que l'expérience clinique doit conserver son importance primordiale, et que c'est la clinique, en dernier lieu, qui juge de la valeur d'une préparation pharmaceutique quelconque.

Mais nous souscrivons pleinement à l'opinion exprimée par Putzeys et Romiée :

« Nous désirons observer que si ce médicament a été parfois « infidèle, à tel point même que certains auteurs ont voulu le « déposséder de ses propriétés physiologiques les plus caractéris- « tiques, cela tient probablement à la mauvaise qualité des prépa- « rations employées. Cette nullité d'action, dans des cas de maladie, « peut et doit être rapprochée des effets si variables et si opposés, « que certains expérimentateurs ont obtenus chez les animaux. En « recourant à l'alcaloïde, on aurait à sa disposition une substance « toujours identique à elle-même, conservant toujours le même « degré d'activité et d'un dosage aisé. Suivant nous, l'alcaloïde « devrait être employé à l'exclusion absolue des teintures et des « extraits, dont le maniement, s'il n'offre de véritables dangers, « peut néanmoins déterminer des accidents pénibles. »

[1] Les doses ordinaires, dont parle Moritz, s'éloignent beaucoup de celles qui sont conseillées actuellement. La pharmacopée helvétique, troisième édition, par exemple, indique comme dose maximale simple, 1 gr. (soit 53 gouttes), comme dose maximale par jour, 5 gr. (265 gouttes).

INDEX BIBLIOGRAPHIQUE

(d'après l'ordre chronologique).

1. PROCTER JUNIOR. Gelsemium sempervirens. Pharm. Centralblatt 1853, 54, und New-York Journ. of Pharmac., vol. I.
2. MAYES, J.-A. Charleston Journ., III, 1857.
3. DOUGLAS. Gelsemium sempervirens gegen Blennorrhoë der Harnröhre. Charleston Journ., VII, 1857, und Schmidt's Jahrbücher, 1857, Tome 96, p. 165.
4. NASH. Stethoscope and Virginia medical Gazette, et Revue de Thérapeutique médico-chirurgicale, 1859, p. 180.
5. HUSEMANN, Th. Die Samen der Wrightia antidysenterica als Narcoticum. Hannöversche Zeitschrift, 6, p. 557, 1865.
6. REZIN, P.-Davis. Two cases of poisoning by overdoses of the fluid extract of Gelsemium sempervirens. American Journ. of medic science, 1867, IV, p. 272.
7. WORMLEY, Th.-G. A contribution to our knowledge of the chemical composition of gelsemium sempervirens L. Case of fatal poisoning by three drachms of the fluid extract and recovery of the poison some months after death. Amer. Journ. of Pharm., janv., p. 1, 1870.
8. BARTHOLOW-ROBERTS. Experiments and investigations into the action and uses of gelsemium sempervirens. Practitionner, V, oct., p. 200, 1870.
9. PINKHAM, J.-G. A case of poisoning with gelsemium sempervirens. Boston med. and surg. Journ., II, 9, p. 89, 1871.
10. KING. Bulletin de la Société de pharmacie de Bruxelles, 1872, p. 181.
11. HURD. Ibidem.

12. Scott-Hill. Über Anwendung des gelsemium sempervirens gegen Blasenreizung. Americ. Journ. N.-Y., CXXV, p. 110, janv. 1872, und Schmidt's Jahrbücher, Tome 153, p. 144, 1872.

13. Hardin. A case of accidental poisoning by tincture of gelsemium. Richmond and Louisville med. Journ., 1873, VI, p. 621.

14. Wickham Legg, J. Some points in the therapeutics of gelsemium sempervirens. Lancet, V, 1873, p. 731.

15. Murray, W.-W. Gelsemium as an Antiperiodic. Philad. med. and surg. Rep., p. 82, 1873.

16. Hughson, J.-S. Gelsemium. Philadelph. med. and surg. Rep., 1873, p. 167.

17. Ott, J. Cocaïn, Veratrin and Gelsemium. Toxicological recherches, Philadelph., 1874.

18. Hull, W.-C. The therapeutics of gelsemium. Philadelph. med. and surg. Rep., janv. 24., p. 71, 1874.

19. Mackey, Edw. Gelsemium sempervirens (Yellow jessamine) in facial neuralgia. Brit. med. Journ., 1874, V, 2, p. 576.

20. Sawyer, James. The employment of gelsemium sempervirens. Brit. med. Journ., 1874, mai.

21. Boutelle. Case of fatal poisoning by an overdose of gelsemium sempervirens. Boston med. Journ., oct., p. 321, 1874.

22. Mc. Ganghey. Remarks on the use of gelsemium in the treatement of intermittent fever and irritable bladder. Philad. med. Times, p. 354, III, 1874.

23. Münter. Über die Wurzel des Gelsemium sempervirens. Jahresbericht der med. Facultät von Greifswald, 1874, und Berl. clin. Wochenschr., 17, V, 1875, p. 274.

24. Spencer, Thomson. Lancet, nov. 1875.

25. Sawyer, James. On gelsemium semp. in the treatement of odontalgia. Practitioner, aug. 1875, p. 115.

26. Jurasz, A (Heidelberg). Gels. semp. als antineuralgisches Mittel. Centralbl. für die med. Wissenschaft. 1875, N° 31, p. 513.

27. Hertzka, C. Zur therapeutischen Würdigung des Gels. semp. Centralblatt für die med. Wiss., 1875, N° 47.

28. Berger, O. Zur physiolog. und therapeutischen Würdigung des Gels. semp. Centralblatt f. d. med. Wissenschaften, 1875, Nos 43, 44, p. 721 und 737.

29. Ott, J. Physiological action of gelsemia. Philad. med. Times, 31, VII, 1875, p. 689.

30. Clément. Usage du gelsemium sempervirens comme antinévralgique. Lyon médical, 1876, 13, II, p. 258.

31. Gray, G.-H. Animal heat and its reduction by the use of gelsemium. N.-York med. Record., VI, 1876, p. 379.

32. Burkart. Gelsemium sempervirens. Würtemberg. medic. Corresp., IV, 1876, p. 59.

33. Dowse. On the value of gelsem. semp. as therapeutic agent. Med. Press and circul., dec. 1876, p. 455.

34. Murrell, Will. and Ringer, Sidney. On gelsemium sempervirens. Lancet, I-VII, 1876.

35. Burdon-Sanderson. Preliminary account of experiments relating to the action of extract of gelsemium on the respiratory movements. Lancet, IV, 1876. (Fait partie du mémoire de Murrell et Ringer.)

36. Agnew. British medic. Journ. I, 1877, and Boston med. and surg. J.

37. Ott, Isaac. Physiological action of gelsemia and gelseminic acid. Philadelph. med. Times, 1877, p. 291.

38. Tweedy, John. On the mydriatic and other topical effect of the application of gelsemia to the human eye. Lancet, 1877, p. 832.

39. Eymery-Heroguelle, Jules. Etude du gelsemium sempervirens et de son action dans le traitement des névralgies. Thèse de Paris, 1877.

40. Cordes. Notes cliniques sur gelsemium semperv. Journal de thérapeut., 1877, p. 169.

41. Putzeys, Félix et Romiée, H. Mémoire sur l'action physiologique de la gelsemine. Bruxelles, 1878.

42. Moritz, M. Über Gelsemium sempervirens. Deutsche Zeitschrift f. prakt. Medicin, 11, 16 III, 1878.

43. Fronmüller. Gelseminvergiftung. Memorabil., 5, S. 195, 1878.

44. Desmarres, A. De l'emploi thérapeutique du gelsemium semp. Note pharmaceutique de M. Vigier. Union médic. 1878, p. 729.

45. Bartholow. Action et usages du gels. semperv. Gazette médic. Paris, 1878, 48, p. 590. (Traduction par G. Raffinesque d'un article du manuel de thérapeutique par Bartholow.)

46. Sinkler, W. Case of poisoning by small doses of gelsem. Philad. med. Times, p. 151, 1878.

47. Massini. Communication à la Société médic. de Bâle. Correspondenzbl. f. schweiz. Ärzte, VI, 1878, p. 368.

48. Moritz, M. Über einige Präparate des Gelsemium sempervirens. Archiv für experm. Patholog. und Pharmakol., 1879, T. XI, p. 299.

49. Holden, E. Gelsemium for hectic. Med. Rec., N.-Y., 1879, XV., p. 202.

50. Carson, M.-H. Effets of gelsem. Med. Herald, Louisville, 1879-1880, I, p. 55.

51. Goss, F.-W. The effects of an overdose of gels. semp. Boston med. and surg. Journ., 1879, CI, 16-18.

52. Conally, G.-R. Gelsemium. Med. Br., St. Louis, 1879, VII, p. 144.

53. Préparation de la gelsémine et du chlorhydrate de gelsémine. Comptes rendus de la Soc. de Biol., 1879, 7 S., p. 133.

54. Wormley, Theodore-G. Is gelsemic acid identical with aesculin? with observations on the preparation properties and recovery when absorbed of the important constituent of gels. semp. and gels. poisoning. Philad., 1882, J.-S. Smith.

55. Hall, A.-L. Death from gelsemium prescribet by an empiric. New-York med. Rec., 1882, p. 65.

56. Rouch, G. De l'action physiologique de gelsemium semperv. Comptes rendus de la Soc. de Biolog., 1882, p. 770.

57. Edson, Benjamin. Gelsemium in Rhus-poisoning. New-York med. Rec., p. 121, 1882.

58. Raimondi, C. Degli avvelenamenti per gelsemium semp. e di preparati del suo alcaloïde. Notizie esperimenti e studio medico-forense. La Salute. Italia medic. XIX, 1885.

59. Rehfuss, Emile-G. Gelsemium and its reputed antidotes with experiments and collection of cases of poisoning. Therapeut. Gazette, oct. 1885, p. 655.

60. Lallerstedt, T.-L. The use of gels. semp. Med. assoc. Georgia Atlanta, 1884-85, p. 351.

61. Raimondi, C. Affinità et differenze tossicologico-chimiche della gelsemina in confronto della stricnina. Ann. d. chim. med., settembre 1885, p. 165.

62. Creath, L.-B. Gelsemium sempervirens. Tr. Texas medic. ass. Austin., 1885, XVII, 135.

63. Caldwell. Gelsemium habit. Med. and surg. Herald, 1885, II, p. 21.

64. Garland, G.-M. Gelsem. semperv. Boston med. and surg. Journ., IX, 1888, p. 243.

65. Jepson, E. Poisoning by gelsem. semperv. British med. Jour., London, 1891, II, p. 644.

66. Cushny, Arthur-R. Die wirksamen Bestandteile des Gelsemium sempervir. Arch. f. exp. Path. und Pharmak., T. 31. 1893, p. 49.

67. Atkinson, A. A clinical study of gels. semp. Charlotte med. J., 1893, III, n° 1, p. 17.

68. Huggins, J. Some notes on gels. and other useful remedies. Tr. med. assoc. Alabama, Montgomery, 1894, p. 344.

69. Barnes. Emploi thérapeutique du gelsemium sempervirens et de la gelsémine. Americ. Jour. of med. scien., I, 1900, et Gaz. hebdomad, I, 1900.

TABLE DES MATIÈRES

www.ingramcontent.com/pod-product-compliance
Lightning Source LLC
La Vergne TN
LVHW020019170826
845678LV00001B/51

* 9 7 8 2 3 2 9 7 9 1 9 5 1 *